2nd edition

방사선계측학실험

Experiments in Radiation Detection & Measurement

안봉선 · 박명환 · 서정민 · 정동경 · 황철환

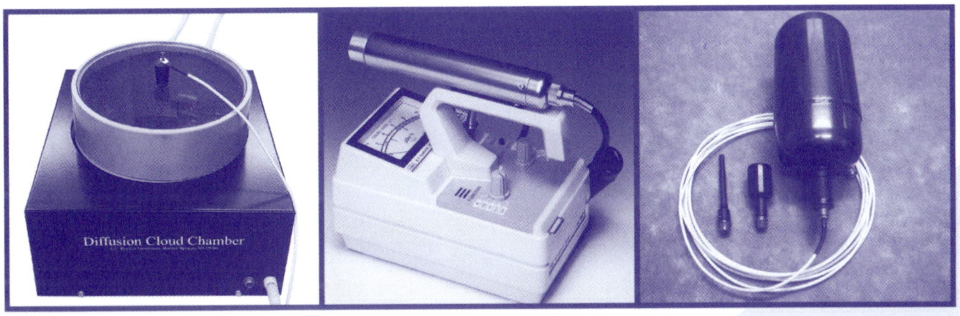

청구문화사

개정판을 내면서

7년여 전에 저자들은 의료기관 및 산업체 방사선 분야에서의 방사선 계측과 관련된 연구와 강의를 통해 얻어진 지식과 경험을 토대로 『방사선계측학실험』 책을 편찬하기로 결정하고 여러 차례에 걸쳐 내용을 숙의하고 검토하여 집필하게 되었다. 그러나 열정과 의욕만 앞서 보잘 것 없는 이 책을 출간해 놓고 보니 다시 읽어보면 볼수록 부족한 부분이 많아 저자들의 마음이 늘 무겁고 부끄러웠다. 그래서 그 동안 이 책을 애용해 주신 분들께 조금이나마 보답하고, 주위의 질책과 격려에 힘입어 다시금 용기를 내어 개정판을 발간하게 되었다.

이번 개정판의 특징은 자연방사선과 인공방사선을 좀 더 쉽게 이해할 수 있고, 방사선발생장치와 방사성동위원소를 이용하는 의료기관의 핵의학, 방사선종양학, 영상의학 분야와 산업체 방사선 분야에서 보다 더 안전하게 방사선을 관리하고, 취급할 수 있도록 필요한 기초적인 방사선계측 관련 실험 내용으로 보완하였다.

개정판을 준비할 때마다 최선의 노력을 다하고자 하였으나 정리를 끝내고 나면 늘 부족한 마음이 앞선다. 여러 가지 사정으로 이제야 개정판을 출간하게 되어 많은 분들에게 송구한 마음을 금치 못하며 변함없이 지켜봐주시고 응원해주시는 여러분들의 과분한 성원과 사랑에 고개 숙여 감사를 드리며, 앞으로도 한결같은 마음으로 연구하고 충실히 보완해서 방사선 및 원자력 등 관련 전공 학생은 물론 방사선을 취급하는 분야에서 이 책이 유용하게 활용될 수 있도록 할 것을 다짐 드린다.

끝으로 짧지 않은 기간 동안 바쁘신 중에서도 개정 작업에 수고하신 집필진들에게 깊이 감사드리며, 출판을 맡아 수고하신 청구문화사 이상태 사장님과 임직원들에게도 다시 한 번 깊은 감사를 드린다.

2020년 9월

저자 일동

목 차

실험 1 실험에 관한 일반적인 사항

1. 방사선계측학의 실험 계획

방사선계측은 방사선과 물질과의 상호작용을 확인하기 위하여 실험의 목적, 실험방법, 실험장치가 정해져 있지 않을 뿐 아니라 결과도 모르고 있는 경우가 보통이다. 따라서 실험자 자신이 적절한 방법과 합당한 장치를 선택하여야 한다.

(1) 실험자가 방사선과 물질과의 상호작용을 최종적으로 어떠한 양과 단위를 얻을 것인지를 고찰하고 측정대상을 선정하여야 한다.

(2) 측정대상의 방사선을 어떤 실험 방법으로 어느 정도 정확하게 측정하여야 할 것인가를 고찰하여 계획하여야 한다.

(3) 방사선을 이용한 실험방법이 결정되면 어떠한 측정기기가 필요한가를 고려하여 실험장치를 선택하여야 한다.

(4) 방사선을 이용한 실험자가 방사선 방어를 위하여 방사선피폭을 최소화할 수 있는 방법을 계획하여야 한다.

2. 방사선계측학의 실험 목적

(1) 방사선이 자연현상에서 나타나는 물질과 상호작용의 기초 이론적 개념과 본질을 이해한다.

(2) 방사선계측학실험을 통하여 방사선에 관한 이론 강의에서 배운 기본원리와 법칙을 이해하고 협동의 경험을 쌓게 하며 협동적 사고를 통하여 확실한 지식과 실제적인 이론을 습득한다.

(3) 방사선계측학실험의 학습태도와 개념을 배양하여 탐구의욕을 높여 창의적인 학습을 목적으로 한다.

3. 방사선방어 방법

방사선측정 시 방사선의 방어방법은 방사선피폭을 최소화하기 위하여 다음과 같은 방사선방호의 방법을 수립하여야 한다.

(1) 방사선측정실험은 정당하게 결정된 최대허용피폭선량의 범위를 확인한다.

(2) 방사선안전관리의 기준사항을 준수하여야 한다.

(3) 방사선측정실험은 방사선 방출을 최소한으로 제한하도록 한다.

(4) 방사성핵종실험은 안전하게 취급하고 안전하게 보관하여야 한다.

(5) 방사성물질취급에 의한 조사시간을 최소로 계획 조절하여야 한다.

(6) 방사선원과의 거리를 충분히 유지하여야 한다.

(7) 방사선실험자는 방어용구를 사용하여 적절한 차폐를 하여야 한다.

(8) 방사성동위원소 실험 후 방사성폐기물을 적절하게 처리하여야 한다.

(9) 실험실습대와 측정기기에 오염이 되지 않도록 주의한다.

(10) 실험실 내의 환경모니터링을 실시한다.

(11) 실험자의 개인피폭선량을 측정한다.

이러한 단계들을 잘 적용하여 방사선 관계법규와 ICRP의 권고에 의한 최대허용피폭선량의 범위 내에서 조사선량을 최소화하여야 한다.

4. 방사선피폭의 위험 및 장해방어

1) 체외방사선피폭에 대한 방어

(1) 체외의 방사선원 또는 방사선발생장치 등에 의해 피폭된다.

(2) 방사선피폭은 베타선, 약한 엑스선, 약한 감마선에 의한 피폭과 강한 엑스선, 강한 감마선 및 중성자에 의한 전신피폭을 들 수 있다. 알파입자에 의한 외부피폭은 무시될 수 있다.

(3) 방어방법

① 방사선원과 직접 접촉을 피한다.

② 취급량을 최소로 한다.

③ 방어의 3대 원칙

a. 거리 : 방사선의 강도는 거리의 제곱에 반비례한다.

$$\frac{I_2}{I_1} = \frac{r_1^2}{r_2^2}$$

b. 차폐 : 방사선속은 차폐체의 두께에 따라 대개 지수함수적으로 감소한다.

$$I = I_0 e^{-\mu x}$$

c. 시간 : 방사선피폭선량은 조사시간에 비례한다.

④ 방사선측정시간을 가능한 짧게 한다.

⑤ 동일 실험을 계속 반복하지 않는다.

(4) 체외방사선피폭의 감시 및 측정

① 개인피폭선량 측정감시는 열형광선량계, 형광유리선량계, 광자극형광선량계, 포켓선량계 및 필름배지 등을 사용하여 개인피폭선량을 측정한다.

② 실내 방사선측정감시는 휴대용 방사선측정기로 방사선피폭준위를 결정하거나 작업주변의 방사선장의 특성을 이론적 및 실험적 방법에 의하여 결정하기도 한다. 또 일정한 피폭선량 준위 이상이 되면 경보를 내는 피폭 감시장치를 사용하기도 한다.

2) 방사성동위원소가 체내 피폭되는 경우의 방어

(1) 방사성동위원소가 체내에 피폭되는 경로

① 호흡기로부터 피폭되는 경우(오염된 공기를 호흡할 때)

② 음식물에 의한 소화기계통으로 피폭되는 경우

③ 피부나 점막을 통해서 피폭되는 경우(상처를 통한 방사성물질이 침투할 때)

(2) 체내 피폭의 방어방법

① 오염구역 내에서는 방어복, 장화, 고무장갑, 덧신 및 모자 등을 착용한다.

② 오염구역 내에서는 호흡장비를 착용한다.

③ 오염구역 내에서는 음식, 흡연 및 화장 등의 행위를 금한다.

④ 고무장갑을 벗을 때는 장갑 외피와 피부가 닿지 않게 주의한다.

⑤ 피펫(pipette) 등을 사용하여 방사성물질을 입으로 빨지 않는다.

⑥ 오염구역에서 작업 후 나올 때는 세수 또는 샤워를 하고 오염검사를 한다.

(3) 인체오염 감시방법

① 휴대용 개인호흡감지기는 개인이 휴대하는 집진기로서 여과지에 흡착된 방사성물질의 방사능을 측정한다.

② 콧물감시는 화장지에 코를 풀어 방사능을 측정한다.

③ 인체배설물, 혈액채취 검사는 방사능 측정으로 체내 오염을 판정한다.

④ 기타 오염감시기는 신체피부, 실험기기의 표면 및 의복들의 오염을 감시한다.

(4) 신체오염 제거(제염)에 의한 방어

① 미지근한 물로 세척하되 비 침식성의 산성 비누를 사용한다.

② 손톱 등은 부드러운 솔을 사용한다.

③ 손가락 사이, 손 주위를 잘 씻는다.

④ 얼굴이나 머리를 제염할 때는 눈, 코, 입, 귀 등에 오염되지 않도록 한다.

(5) 방사선 장해방어 유의사항

① 정해진 개인피폭선량 측정기를 휴대한다.
② 오염 위험구역에서는 방독면 및 오염방어용 방어복을 착용한다.
③ 방사선 작업 시는 반드시 2인 이상 작업하여 만일의 사고에 구조 조치를 취하게 한다.
④ 작업장의 청결유지와 실험기자재 수를 가급적 최소로 한다.
⑤ 오염구역 청소용구와 일반청결구역 청소용구를 별개로 하여 사용해야 한다.
⑥ 사고 시 대피로와 대피방법을 알아둔다.
⑦ 방사선안전에 관한 규정과 수칙을 지킨다.
⑧ 방사선안전관리 담당교수의 지시에 따른다.

(6) 방사선사고 시 준수사항

① 원칙적으로 오염가능성이 있는 작업장에서는 개인호흡장비를 착용한다.
② 오염경보가 내려지면 일단 탈의실로 대피한다.
③ 신체오염의 우려가 있다면 탈의실에서 제염하고 옷을 갈아입는다.
④ 고 방사선 누설사고가 발생하면 그 작업장에 있던 사람은 해당시설에서 신속히 탈출하여 대피하여야 한다.
⑤ 방사선안전관리 담당교수에게 보고한다.

3) 실험실 내의 방사성오염에 의한 피폭 방어

(1) 방사성물질

① 방사성물질이 엎질러지거나, 분출, 분쇄, 흘림 및 저장용기와 밀봉용기의 파손 또는 결함, 분말 방사성물질의 확산 등으로 오염이 발생한다.
② 오염은 표면오염과 공기오염이 대부분이고 드물게 수질오염도 있을 수 있다. 이들 오염은 결과적으로 인체의 오염을 유발하게 된다.
③ 표면 및 공기오염 감시와 측정

a. 표면오염 감시와 측정
- 직접법 : 오염탐지기(survey법)로 직접 측정하는 방법이다.
- 간접법 : 오염부위를 문질러서(smear법) 방사선측정기로 측정, 평가하는 방법이다.

b. 공기오염 감시와 측정
- 연속 공기오염 감시기 : 연속집진과 동시에 측정 → 경보
- 집진장치 : 사후 평가수단으로 집진 → 측정 → 경보

c. 오염 방어방법

- 취급 방사성물질을 가급적 적게 한다.
- 불필요한 방사성물질을 작업장에 두지 않는다.
- Fume hood, glove box나 hot cell(TM)내에서 다룬다.
- 적절한 환기를 유지한다.
- 개봉물질을 사용한 후 밀폐하여 안전하게 저장한다.
- 작업장의 청결을 유지한다.

4) 방사선 안전관리

(1) 방사선측정 실험실에는 방사선 작업자와 일반학생을 위한 방사선 안전에 만전을 기해야 한다. 이를 이행하기 위해서 학과에서 다음의 사항들이 조치되고 있는지를 확실히 하여야 한다.

① 안전수칙은 방사성물질이 취급되는 구역에 비치되어 있어야 한다.

② 필요한 모든 지시사항이 제시되어 있어야 한다.

③ 적절한 시설과 장비가 준비되어 있어야 한다.

④ 방사선실험자를 위한 필요한 의학적 관리와 방사선 안전사고에 대한 적절한 의학적 서비스를 위한 예비조치가 취해져 있어야 한다.

⑤ 의학적으로 합당하고 적절하게 훈련되거나 경험을 갖고 있는 사람만이 방사성물질을 취급하도록 허용되어야 한다.

⑥ 실험 수행 중에 전리방사선에 피폭될 모든 실험자들은 그들의 실험에 관련하여 보건상 유해사항을 숙지하여야 한다.

⑦ 보건과 안전에 관련된 적절한 훈련이 제공되어야 한다.

⑧ 모든 방사선안전수칙을 기술적으로 터득하고 있는 사람이 반드시 고용되거나 혹은 지원을 받게 하여야 한다.

⑨ 시설을 갖고 있는 학교에서는 모든 방사선안전수칙에 관하여 방사선 보건 및 안전책임자의 자문을 받아야 한다.

(2) 방사선측정 실험자의 유념사항

① 제시된 실험지침을 반드시 알고 있어야 한다.

② 방사선 실험자의 활동구역에서 보건 및 안전수칙을 반드시 알고 그 수칙에 따라야 한다.

③ 실험에서 제공된 안전장비를 반드시 착용하고 사용하여야 한다.

④ 방사선 실험자는 조심스럽게 행동하고 안전하게 작업을 수행함으로써 자기 자신은 물론 다른 사람들도 보호하여야 한다.

⑤ 방사선 취급 중 사고발생 시에는 사고 규모에 상관없이 방사선 실험교수에게 보고하여야

한다.

⑥ 외부방사선에 과다하게 피폭된 것으로 의심되는 실험자 또는 방사성물질의 체내 침투가 의심되는 실험자는 즉시 관련 상황을 실험교수에게 보고하여야 한다.

5) 방사성동위원소의 저장

(1) 저장장소

① 사용하지 않는 동위원소들은 방사능의 저장을 목적으로 정해진 장소에만 보관되어야 한다.

② 저장장소는 적절하게 차폐되어야 한다.

③ 방사성동위원소는 지정된 관계자에 의해서만 저장장소로부터 인출 및 회수되어야 한다.

④ 방사성동위원소의 저장장소는 화재의 위험을 최소화시킬 수 있는 곳에 설치되어야 한다.

⑤ 방사성동위원소의 저장장소는 정기적으로 점검됨으로써 어떤 오염가능성이 있는지 조사되어야 한다.

(2) 저장조건

① 모든 방사성동위원소는 방사능과 동위원소의 성질 등에 관한 자료가 표시된 라벨용지를 부착하고 있어야 한다. 가급적이면 그 동위원소를 책임 맡고 있는 사람의 이름을 포함하는 것이 바람직하다.

② 베타선 방출 동위원소용 보관함은 1차 방사선을 안전수준으로 줄이기 위하여 적절한 차폐두께를 가져야 한다. 강도가 높은 베타선 방출 동위원소로부터 상당량의 제동복사선이 방출되므로 필요하다면 차폐를 추가할 것을 고려하여야 한다.

③ 감마선 방출 동위원소들은 그 중 어느 하나를 취급할 경우 나머지 동위원소로부터의 방사선피폭을 제한할 수 있는 방법으로 저장되어야 한다.

④ 밀봉동위원소이든 비밀봉동위원소이든 간에 방사성 기체를 방출할 우려가 있을 경우에 대비하여 저장장소는 기계적 수단에 의하여 공기가 환기되도록 하여야 한다.

⑤ 방사성물질이 밀봉되지 않은 동위원소를 저장할 경우에는 외부피폭의 위험은 물론 방사성동위원소에 의한 오염의 위험을 막기 위하여 특별한 장비가 제공되어야 한다.

(3) 저장소 운영

① 모든 방사성 저장물질에 관한 기록이 유지되어야 한다.

② 그 기록에는 동위원소의 종류, 방사능, 선원의 인출 및 회수시간은 물론 그 동위원소가 저장소 밖에서 이용되고 있을 동안 책임을 맡았던 사람의 이름이 반드시 기재되어야 한다.

③ 주기적인 재고조사가 이루어져야 한다.

④ 저장소로부터 동위원소의 인출과 그 선원이 인출되어 있는 시간동안 적절한 관리를 위하여

점검이 이루어져야 한다.

⑤ 질산에 용해된 방사성물질을 포함하고 있는 열에 불안정한 용액 혹은 다른 산화용액과 5 mCi 이상의 알파방사능을 포함하고 있거나 또는 50 mCi 이상의 베타방사능을 포함하고 있는 용액은 반드시 환기가 가능한 용기에 저장되어야 한다.

⑥ 병과 용기들은 쉽게 뚜껑이 열리는 것으로 채택되어야 한다.

⑦ 1 mCi/mL 이상의 높은 비방사능을 포함하고 있는 알파방사능 용액은 반드시 두꺼운 유리병에 보관되어야 한다.

⑧ 방사성액체를 포함하고 있는 병은 혹시 부분적 파손의 경우에도 전체 내용물을 충분히 유지할 수 있을 정도로 큰 용기에 보관되어야 한다.

⑨ 발화, 폭발 혹은 거품이 일어나기 쉬운 방사성액체를 포함하고 있는 용기의 마개를 열 때는 특별한 예방조치가 취해져야 한다.

5. 방사선발생장치의 취급 및 실험 시 주의사항

1) 방사선계측실험실은 방사선관리구역이다. 실험 때에는 개인피폭선량계, 실험 가운, 명찰을 반드시 착용한다.

2) 엑스선조사실에 들어가는 경우는 문을 반드시 닫고 방사선이 차폐된 상태로 엑스선을 조사한다. 또 조사실 내의 조명은 어둡게 할 필요가 있을 때 이외에는 반드시 밝게 한다.

3) 엑스선피폭에 대해 각별히 주의한다. 엑스선조사실 속에 사람이 없는 것을 확인하고 엑스선 조사스위치를 누른다.

4) 엑스선노출은 엑스선관의 부하정격 범위 내에서 노출을 해야 한다. 대략 최대사용규격은 100 kVp, 1 mA연속, 100 mAs는 2분 간격으로 가끔 관용기에 손을 대보고 과열되어 있지 않은지 확인하면서 실험을 계속한다.

5) 엑스선의 조사가 불필요할 때에는 조사실의 문을 닫아둔다.

6) 필요한 방향 이외의 엑스선은 납판 등으로 차폐한다.

7) 엑스선을 납판 등으로 차단해도 차폐물의 틈 사이에서 누출될 수 있으므로 주의를 요한다. 검은 종이로 엑스선 필름의 일부를 싸서 납판으로 피복하여 실험실 안쪽 여러 곳에서 일정한 시간 방치해 두었다가 현상해 보면 엑스선 누출 여부를 조사할 수 있다.

8) 엑스선 사진촬영 중에는 필요 없이 엑스선발생장치에 접근하지 않는다.

9) 엑스선을 형광판에 조사해서 볼 때에 눈은 엑스선조사방향으로 두지 않는다.

10) 고전압, 대전류(대용량)의 엑스선발생장치를 사용할 때에는 차폐를 잘 하여도 산란엑스선이 상당히 외부로 누출되기 때문에 납유리로 된 안경과 납고무로 된 방어용구를 착용한다.

11) 엑스선이 인체에 흡수되면 장해가 발생한다. 특히 엑스선회절에 사용하는 파장이 0.5~20 Å인 엑스선은 인체에 잘 흡수되기 때문에 특히 주의해야 한다. 이것보다 파장이 긴 것은 공기에 많이 흡수되어 인체에 닿기 전에 급격히 그 강도가 감소한다. 반대로 짧은 파장의 것은 인체 속에서 투과성이 좋아 흡수가 적다.
12) 파장이 짧은 엑스선이라도 Compton산란에 의해 파장이 길어져 흡수되기 쉬운 것으로 변하기도 한다.
13) 엑스선관 이외의 진공관(Brown관, 정류관) 등에서도 전압이 수천 볼트 이상이면 엑스선이 발생하므로 주의해야 한다.

6. 방사선측정에 대한 주의

1) 실험 전에 그 목적을 명확하게 이해해야 한다. 방사선계측실험은 계측학의 강의범위 뿐 만 아니라 방사선물리학까지 포함되기 때문에 지금까지 배운 내용을 충분히 활용한다.
2) 방사선측정용기기는 기기실이나 조사준비실 또는 실험실에서 갖고 와서 사용한 후 이러한 기구는 실험이 끝나면 반드시 본래의 장소에 갖다 놓는다.
3) 한 조사실에서 둘 이상의 실험을 하는 경우는 서로 효율성을 높이기 위하여 엑스선조사에 대해서 의논한다.
4) 전위계(electrometer) 등의 측정기는 조심스럽게 다룬다. 절대로 충격을 주거나 떨어뜨려서는 안 된다. cable, connector 접속부에 무리한 힘을 가하지 말고 접속 불량이 되지 않도록 한다.
5) 전리함, 전위계 등 측정기의 상태에 이상이 있을 때는 즉각 전원, 전지의 접속을 끊고 지도교수에게 연락한다. 제멋대로 수리하면 더욱더 큰 고장이 될 우려가 있으므로 기기의 나사를 풀어 수리하지 않도록 한다.

7. 실험보고서 작성요령

1) 실험보고서 작성요령

(1) 실험번호, 제목, 실험자명 또는 공동실험자명을 기록할 것
(2) 실험일시, 장소, 온도, 습도, 기압, 날씨를 기록할 것
(3) 실험의 이론, 원리, 방법을 기록할 것
(4) 실험 기기명, 규격, 장치의 배치도를 그릴 것
(5) 실험진행 방법에 대한 계획을 세울 것

(6) 실험과 측정값을 정리절차에 따라 기록할 것
(7) 결과값과 오차한계를 기준값 또는 평균값과 비교할 것
(8) 필요한 도표, 곡선으로 표시하여 오차를 추정하여 측정할 것
(9) 실험전체에 대한 검토, 비판 의견을 기록할 것

이상의 실험보고서 작성을 위해서는 정확성(accuracy), 객관성(objectivity), 검증성(verification), 불편성(impartiality), 평이성(readability) 등의 바탕위에 실험보고서에 기록된 측정자료를 정리하고 종합하여 평균값, 오차(편차), 표준편차를 계산하고 결론을 얻은 다음 보고서를 작성한다.

2) 실험보고서 작성 시 주의사항

(1) 실험의 목적 및 원리를 교과서에 있는 것 그대로 복사할 필요는 없고 교과서 내용을 충분히 파악하여 요점만을 간략히 기술한다.
(2) 장치, 방법에 대해서는 대표적인 것만 간결하게 기록한다. 경우에 따라서 실제로 사용한 장치의 종류나 일련번호 및 사용법을 구체적으로 명기하고 또 그 크기나 배치상태, 재료의 명세서도 기록할 필요가 있다.
(3) 그래프나 표에는 반드시 측정량과 그 단위를 명기한다.
(4) 계산과정은 간략하게 기입하고, 계산의 중간결과는 유효숫자보다 한자리 더 취하여 최종계산결과에서 반올림한다.
(5) 측정자료의 평균값과 표준편차를 구한다.
(6) 실험결과의 검토는 실험이 끝난 후 형식적으로 하지 말고 실험도중에 행하는 현상을 직접 관찰하면서 실험계획에서 예상하지 못했던 일이나 계획대로 수행하지 못하고 계획을 수정하지 않으면 안 되었던 일들도 적어두었다가 정리해서 기술한다.
(7) 폐기한 측정값이 있으면 그 사유와 폐기기준을 명시한다.

3) 실험보고서의 평가기준

(1) 실험방법의 과정에 불완전하거나 잘못된 것은 없는가?
(2) 실험장치에 대한 도면 작성에 빠진 것이나 잘못연결된 것은 없는가?
(3) 계산에 필요한 데이터 중에 빠진 것은 없는가?
(4) 자기 스스로 실측한 값이 표시되어 있는가?
(5) 실험값을 임의로 고치거나 꾸며 넣은 것은 없는가?
(6) 폐기해야 할 실험값이 들어있지 않는가?
(7) 폐기한 실험값에 대한 사유가 설명되어 있는가?

(8) 실험값은 실험기기가 보장하는 정확성에 알맞게 얻어졌는가?
(9) 실험값의 평균값을 분명하게 계산하고 있는가?
(10) 표준편차를 분명하게 구하고 있는가?
(11) 표준오차와 계기오차를 옳게 다루고 있는가?
(12) 실험값을 정리하는 표 작성에 부족한 것이나 매끄럽지 못한 부분이 없는가?
(13) 그래프에 좌표를 분명하게 설정하고 있는가?
(14) 좌표축의 선정에 잘못이 있거나 어색한 점은 없는가?
(15) 좌표의 눈금선택은 알맞게 잡혀져 있는가?
(16) 그래프 위에 실험값 점이 분명하게 표시되어 있는가?
(17) 평균점들을 매끈한 직선 또는 곡선으로 연결시키고 있는가?
(18) 계산과정과 그 결과에 수학적인 잘못은 없는가?
(19) 숫자의 자리 표시가 잘못된 곳은 없는가?
(20) 유효숫자 자리에 잘못은 없는가?
(21) 단위에 잘못이 있거나 단위 표시가 잘 되어 있는가?
(22) 물음에 대한 응답을 하지 않거나 부정확하지 않은가?
(23) 실험보고서는 읽어서 이해하기가 쉽도록 서술되어 있는가?
(24) 문장 구조가 서툴게 되어 있지 않는가?
(25) 오자, 철자, 띄어쓰기에 잘못이 없는가?
(26) 실험 보고서는 산뜻하게 작성되어 있는가?
(27) 인용한 각종 수치와 문헌의 출처를 분명히 하고 있는가?
(28) 실험보고서의 제출 마감일시를 지키고 있는가?
(29) 방사선장해방어에 대한 안전관리가 잘 되었는가?
(30) 실험실습기기의 정리정돈은 잘 이루어졌는가?
(31) 공동실험조원과 협의와 협조는 잘 이루어졌는가?

실험보고서는 양식에 따라 각 항목을 정리한 요점과 실험결과, 조사한 내용 등을 작성하여 실험이 끝나는 당일 또는 1주일 뒤에 실험보고서를 제출한다. 제출일자를 지키지 못할 경우 성적평가에 반영한다.

실험 2 각종 선량 측정기의 특성 및 교정 상수

1. 실험목적

광자에너지 10 keV ~ 3 MeV 범위에서 조사선량 측정기의 교정 방법에 대하여 이해한다.

2. 용어의 정의

(1) 교정

방사선 측정기는 고유 특성에 따라 지시치의 오차가 발생하며, 교정은 지시치와 참값의 관계를 구하는 것이다.

(2) 교정 상수

지시치에 곱하여 참값을 얻기 위한 정수로 참값을 지시치로 나눈 값이다.

(3) 기준 측정기

교정 상수가 정의된 측정기로 1차 기준 측정기, 2차 기준 측정기 및 실용 기준 측정기가 있다.

(4) 조사 장치

교정에 사용하는 감마선 조사 장치 또는 엑스선 조사 장치의 총칭이다.

(5) 기준 선원

기준 측정기에서 조사선량(률)의 참값을 정의하기 위해 기준이 되는 감마선원이다.

(6) 1차 기준 측정기

국가 표준에 의해 직접 교정된 기준 측정기

(7) 2차 기준 측정기

1차 기준 측정기로 정의된 조사선량 기준에 의해 교정된 기준 측정기

(8) 실용 측정기

방사선 조사 환경에서 실용적으로 사용되는 측정기

3. 측정기의 특성과 교정 상수

방사선 측정기는 고유 특성에 따라 지시치의 오차가 발생하며, 교정 상수란 이러한 오차를 보정하기 위해서 지시치에 곱하여 참값을 얻기 위한 정수이다. 교정 상수 K, 지시치 I, 참값 I_0의 관계는 식 (2-1), (2-2)으로 표현할 수 있다.

$$I_0 = I \times K \tag{2-1}$$

$$K = \frac{I_0}{I} \tag{2-2}$$

교정 상수는 선량률의존성 $k(\dot{R})$, 에너지의존성 $k(E)$, 방향의존성 $k(\theta)$, 극성효과 $k(i)$, 온도, 기압에 대한 보정 $k(t,p)$ 등이 포함되며, 일반적으로 조사선량 측정기의 교정 상수 K는 측정기의 각 특성에 대한 교정 상수의 곱으로써 식 (2-3)으로 표현된다.

$$K = k(\dot{R}) \times k(E) \times k(\theta) \times k(i) \times k(t,p) \tag{2-3}$$

온도, 기압에 따른 교정 상수 $k(t,p)$는 측정 시 기압 P, 온도 T 로부터 식 (2-4)으로 표현된다.

$$k(t,p) = \frac{101.3}{P} \times \frac{273 + T}{273} \tag{2-4}$$

4. 교정 상수에 대한 일반적인 실험방법

방사선 측정기의 여러 특성에 대한 각각의 실험방법은 변화되는 특성 이외의 교정 상수 및 보정 계수는 1로 하고, 지시치 I, 참값 I_0, 교정 상수 $k(n)$의 함수로서 교정 상수를 구할 수 있으며, 식 (2-5)로 표현할 수 있다.

$$I_0 = I \times k(n) \tag{2-5}$$

5. 조사선량(률) 측정기의 교정

1) 교정상수를 구하는 방법

조사선량(률) 측정기의 교정상수를 구하는 방법은 치환법, 선원법 및 역제곱 추정법이 있지만 여기서는 치환법과 선원법에 대하여 설명한다.

(1) 치환법

조사장치에 의해 측정기를 교정할 경우에 적용된다. 피교정측정기의 교정상수는 다음 식에 따라 구한다.

$$K = K_s \cdot \frac{Q_s}{Q} \tag{2-6}$$

(K : 피교정측정기의 교정상수, K_s : 기준측정기의 교정상수, Q_s : 기준측정기의 지시치, Q : 피교정측정기의 지시치)

(2) 선원법

기준 감마선원에 의해 측정기를 교정할 경우에 적용된다. 피교정측정기의 교정상수는 다음 식에 따라 구한다.

$$K = \dot{X}_s \cdot \frac{1}{Q}\text{(조사선량률측정기의 경우)} \tag{2-7}$$

또는, $K = \dot{X}_s \cdot \frac{t}{Q}$(조사선량측정기의 경우) (2-8)

(K : 피교정측정기의 교정상수, $\dot{X}_s$: 기준 감마선원의 조사선량률, Q : 피교정측정기의 지시치, t : 조사시간)

(3) 역제곱 추정법

조사선량(률) 기준을 바탕으로 임의의 거리에서 조사선량(률)을 거리역자승에 따라 구하고, 피교정 측정기를 고정하는 방법이다. 기준 선원으로부터의 거리 l에서 조사선량(률) 기준 $\dot{X}_l$, 피교정 측정기까지 거리 L 의 관계는 식(2-9), (2-10)로 표현할 수 있다.

$$\dot{X}_s = \dot{X}_l \times \frac{l^2}{L^2} \tag{2-9}$$

$$K = \dot{X}_s \times \frac{t}{Q} \tag{2-10}$$

참고로 KS A 4051『조사선량측정기 및 선량당량측정기의 교정 방법』에서 규정하고 있는 교정의 체계, 교정의 정밀도 및 조사장치와 측정기의 배치를 나타낸다.

2) 교정의 체계

국가표준에서 1차, 2차 및 실용 조사선량(률) 기준에 이행하는 교정의 체계는 그림 2-1 및 다음과 같이 한다.

(1) 교정은 2차기준측정기 또는 실용기준측정기를 대상으로 하는 기준교정과 실용측정기를 대상으로 하는 실용교정으로 분류한다.

(2) 기준교정은 1차 조사선량(률) 기준에 의한 2차기준측정기 및 실용 기준측정기의 교정 또는 2차 조사선량(률) 기준에 의한 실용기준측정기의 교정으로 한다.

(3) 실용교정은 조사선량측정기에 대하여는 실용조사선량(률) 기준 또는 1차, 2차 조사선량(률) 기준에 의한 실용측정기의 교정으로 한다. 선량당량측정기에 대하여는 실용조사선량(률) 기준 또는 1차, 2차 조사선량(률) 기준에 선량당량 환산계수를 곱하여 얻어진 ICRU 구 선량당량(률) 기준 또는 선량당량 실용기준측정기와 실용 조사장치에 의해 ICRU 구 선량당량(률) 기준에 의한 실용측정기의 교정으로 한다.

(4) 1차기준측정기는 국가 표준에 의해 직접 교정된 기준측정기로 한다. 2차기준측정기는 1차 조사선량(률) 기준에 의해 교정된 기준측정기로 한다.

(5) 1차기준감마선원은 국가 표준에 의해 조사선량이 치부(値付)된 감마선원으로서 2차기준감마선원은 1차조사선량(률) 기준에 의해 교정된 감마선원으로 한다.

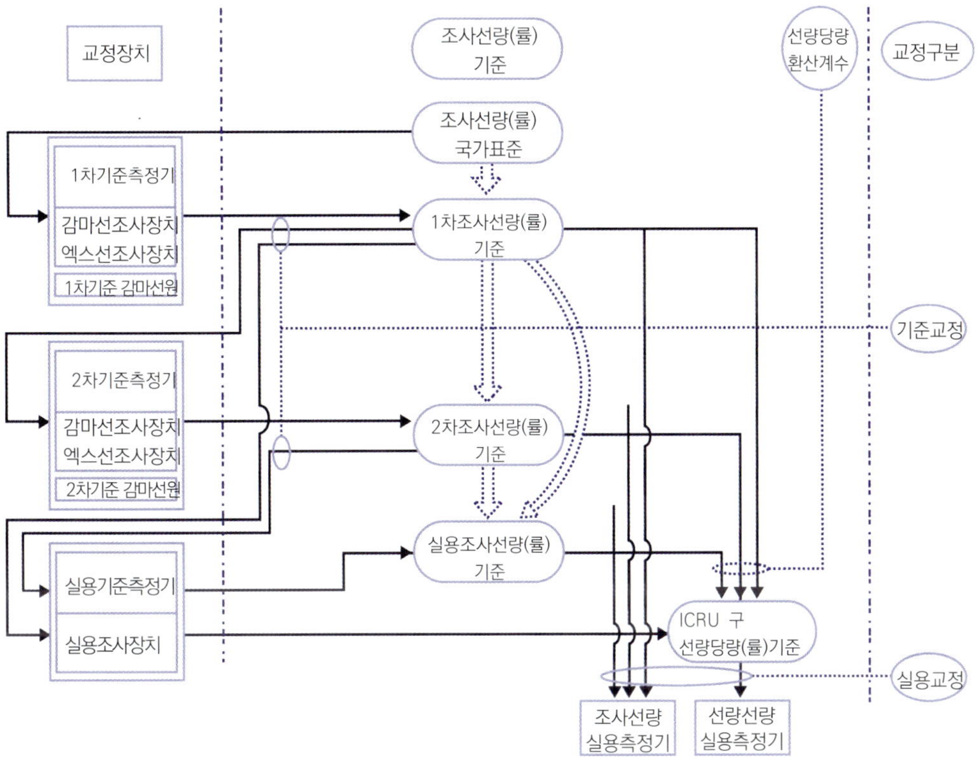

주(1) 선량당량 실용기준측정기를 교정할 경우에는 1차, 2차조사선량(률) 기준에 선량당량환산계수를 곱한 것으로 한다.

비 고 굵은 선은 실제의 연계를 표시하고 점선 화살표는 표준, 기준간의 연결을 표시한다.

그림 2-1. 교정의 체계

3) 교정의 정밀도

기준교정의 정밀도는 다음과 같이 한다.

(1) 1차조사선량(률) 기준을 설정한 장소에 따라 2차기준측정기를 교정할 경우의 정밀도는 ± 3 %로 한다.

(2) 1차 또는 2차조사선량(률) 기준을 설정한 장소에 따라 실용기준측정기를 교정할 경우의 정밀도는 ± 5 %로 한다.

실용교정의 정밀도는 다음과 같이 한다.

(1) 실용조사선량(률) 기준 또는 1차, 2차조사선량(률) 기준을 설정한 장소에 따라 조사선량실용측정기를 교정할 경우의 정밀도는 ± 20 %로 한다.

(2) 실용조사선량(률) 기준 또는 1차, 2차조사선량(률) 기준에 선량당량환산계수를 곱하여 ICRU 구 선량당량(률)기준을 설정한 곳에 따라 선량당량실용측정기를 교정할 경우의 정

밀도는 ± 20 %로 한다.

또한 ICRU 구 선량당량(률)기준을 구하기 위하여 선량당량환산계수의 오차는 고려하지 않는 것으로 한다.

4) 조사장치와 측정기의 배치

기준교정에서 조사장치와 측정기의 구체적인 기하학적 배치는 다음과 같다.

(1) 감마선 조사장치에 대하여는 다음과 같다.

① 격납 감마선의 경우에는 그림 2-2와 같다.

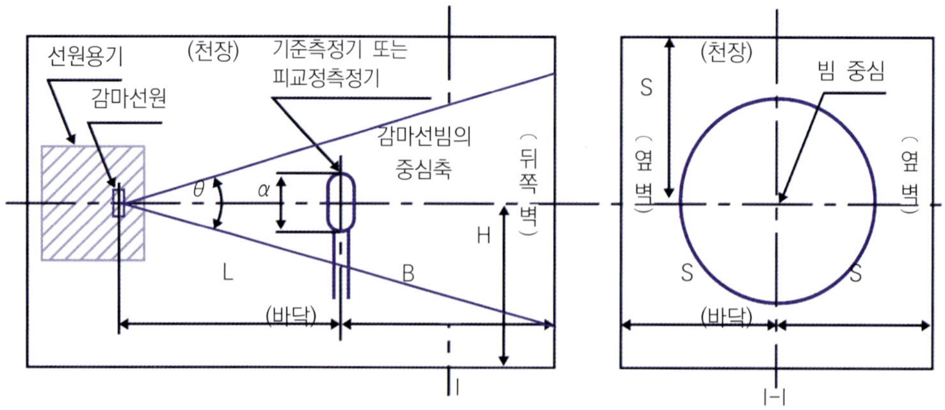

그림 2-2. 격납 감마선의 경우

L : 선원·측정기 사이 거리

a : 측정기의 검출부 치수

B : 측정기·뒤쪽 벽 사이 거리

H : 빔 중심축·바닥 사이 거리

S : 빔 중심축·옆벽 사이 거리(천장을 포함한다)

θ : 빔의 퍼짐 각도

$L(m)$	$\frac{a}{L}$	$B(m)$		$H(m)$	$S(m)$	θ(도)
		$L \leq 3$	$3 < L$			
0.5 이상	$\frac{1}{5}$ 이하	1.0 이상	$\frac{L}{3}$ 이상	1.2 이상	1.5 이상	30 이하

비 고 빔의 퍼짐 각도(θ)는 최대 40도까지로 한다. 이 경우 B는 $L \leq 3$일 때 1.5(m) 이상, $L>3$일 때 $\frac{L}{2}(m)$ 이상으로 한다.

② 비격납 감마선의 경우에는 그림 2-3과 같다.

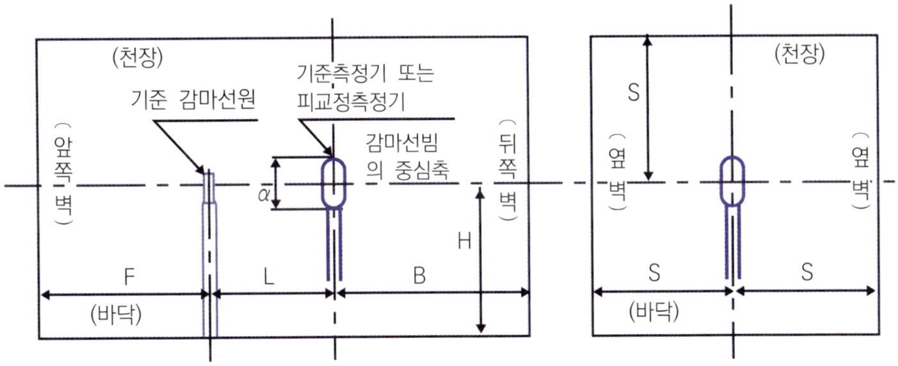

그림 2-3. 비격납 감마선의 경우

L : 선원·측정기 사이 거리

a : 측정기의 검출부 치수

B : 측정기·뒤쪽 벽 사이 거리

H : 빔 중심축·바닥 사이 거리

S : 빔 중심축·옆벽 사이 거리(천장을 포함한다)

F: 선원·앞쪽 벽 사이 거리

$\frac{a}{L}$	$L(m)$	$B(m)$	$S(m)$	$F(m)$	$H(m)$
$\frac{1}{5}$ 이하	2 이하	2 이상	2 이상	2 이상	1.2 이상

비 고 산란선의 영향을 평가하는 경우는 선원 · 앞쪽 벽 사이 거리(F)는 1 m 이상으로 한다.

(2) 엑스선조사장치는 다음과 같이 한다.

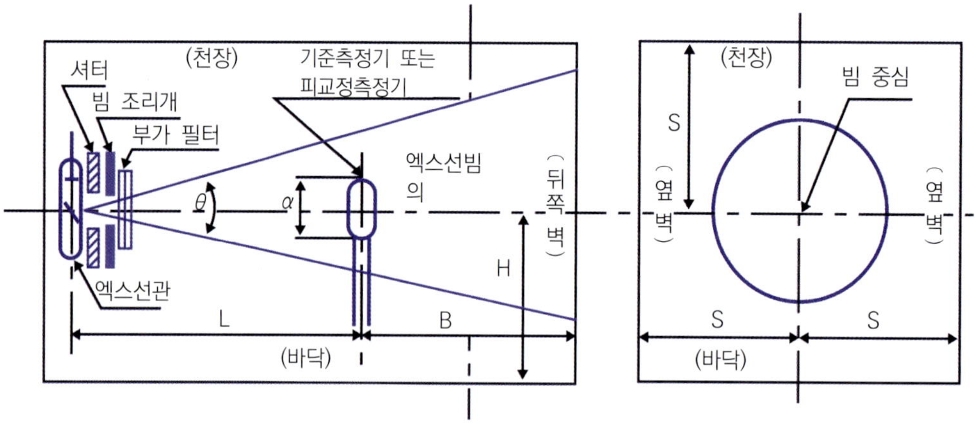

그림 2-4. 엑스선 조사의 경우

L : 선원·측정기 사이 거리
a : 측정기의 검출부 치수
B : 측정기·뒤쪽 벽 사이 거리
H : 빔 중심축·바닥 사이 거리
S : 빔 중심축·옆벽 사이 거리(천장을 포함한다)
θ : 빔의 퍼짐 각도

$L(m)$	$\frac{a}{L}$	$B(m)$	$H(m)$	$S(m)$	θ(도)
1.0 이상 6.0 이하	$\frac{1}{10}$ 이하	2.0 이상	1.2 이상	1.5 이상	15 이상

비 고 빔 조리개 및 부가필터는 산란선의 영향을 될 수 있는 한 적게 하기 위하여 엑스선관에 가까이 한다.

실험 3 에너지의존성의 측정

에너지의존성이란 선량측정기에 동일한 조사선량(률)을 조사한 경우에 입사 광자에너지에 따라 지시치의 변화가 나타나는 특성을 말한다.

1. 실험목적

조사선량(률)측정기의 특성으로서 매우 중요하며, 유의해야 할 요건중 하나인 에너지의존성에 대하여 구체적으로 개념을 이해한다.

2. 실험이론

선량측정기의 에너지의존성을 보정하기 위하여 교정상수 $k(E)$를 이용하며, 이 교정상수를 지시치에 곱하면 참값을 얻을 수 있다. 따라서 $k(E)$는 광자에너지 E의 함수이며, 이 실험의 목적은 광자에너지(또는 실효에너지) E에 따른 $k(E)$의 값을 구하는 것이다(실험 2. 참조).

3. 실험기기 및 재료

기준측정기(실험측정기와 측정감도가 비슷하고, 교정상수를 알고 있는 것), 기준엑스선조사장치(엑스선의 실효에너지가 측정되어 있는 것), 기준감마선원(어느 지점에서 감마선의 조사선량률이 교정되어 있는 것), 실험측정기(전리함 선량계 등).

4. 실험방법

(1) 본 실험에서는 실효에너지 30~150 keV 범위내의 일부 에너지와 4 MV 엑스선 또는 ^{60}Co의 감마선(광자에너지 평균 1.25 MeV)에 대하여 에너지의존성을 구한다. 또한 가능한 많은 에너지영역에서 실험할 수 있으면 좋다.

(2) 실효에너지가 30~150 keV의 엑스선을 사용할 경우는 치환법으로 실험한 결과로 식 (2-6)을 이용하여 교정상수를 구하며, 실험 배치는 그림 2-4를 참조한다.

(3) ^{60}Co 감마선의 측정에 대해서는 기준감마선원의 경우는 선원법으로 실험한 결과로 식 (2-7)을 이용하여 교정상수를 구하며, 실험 배치는 그림 2-2 및 그림 2-3을 참조한다. 기준감마선원이 없는 경우에는(즉 어느 지점에서 조사선량률이 교정되어 있지 않은 감마선

원) 교정되어 있는 감마선용 측정기를 사용하여 엑스선 측정의 경우와 같은 모양으로 치환법으로 실험한다. 치환법의 경우도 실험 배치는 그림 2-2 및 그림 2-3을 참조하며, ^{60}Co 감마선을 측정할 때는 build up cap이 있는 측정기는 이것을 붙여서 사용한다.

(4) 실험은 각 에너지에 있어서 선량을 3회 이상 측정하고, 그 평균치를 선택한다. 특히 엑스선의 경우는 조사시 빔의 선량률이 다소 변화하기 때문에 가능한 여러 번을 측정하여 평균치를 구하거나 또는 모니터 선량계를 사용하는 것이 이상적이다.

(5) 측정시 주의사항

KS A 4051『조사선량측정기 및 선량당량측정기의 교정방법』을 참조한다.

① 사용선속의 균일성

② 산란선 또는 필터에서 발생된 특성 엑스선 등이 혼합되지 않을 것

③ 셔터의 오차

④ 위치설정의 오차

5. 실험결과

(1) 치환법(엑스선 및 선량률 미교정 감마선원 사용)에 의한 경우는 식 (2-6)에 따라 다음 식으로부터 각 에너지에 대한 교정상수 $k(E)$를 구한다.

$$k(E) = k(E)_s \cdot \frac{Q_s}{Q} \tag{3-1}$$

여기에서 $k(E)_s$는 기준측정기의 교정상수, Q_s는 기준측정기의 지시치(조사선량 또는 조사선량률), Q는 실험측정기의 지시치(조사선량 또는 조사선량률)이다.

(2) 선원법(기준감마선원 사용)에 의한 경우는 식 (2-7) 및 (2-8)에 따라 다음 식으로 $k(E)$를 구한다.

$$k(E) = \dot{\mathrm{X}}_s \cdot \frac{1}{Q}(\text{조사선량률 측정기}) \tag{3-2}$$

$$k(E) = \dot{\mathrm{X}}_s \cdot \frac{t}{Q}(\text{조사선량 측정기}) \tag{3-3}$$

여기에서 $\dot{\mathrm{X}}_s$는 기준감마선원에 의한 조사선량률, t는 조사시간, Q는 실험측정기의 지시치(조사선량 또는 조사선량률)이다. 단, Q가 조사선량(률) 이외의 단위인 경우(예를 들면 전리전류 등)는 $k(E)$는 환산계수로 된다.

(3) 전리함은 공기의 온도와 기압에 의해 $k(E)$의 값이 변하기 때문에 에너지의존성 측정시의 온도·기압을 기록하여 보정한다.

(4) 에너지의존성 측정 결과를 정리하면 표 3-1 및 그림 3-1과 같다.

6. 검토 및 고찰

에너지의존성을 무시한 경우에 발생되는 오차에 대해서 생각하고, 특히 에너지의존성의 교정

상수 $k(E)$를 알고 있어도 실효에너지가 불명확한 산란선의 경우에 있어서 측정결과에 미치는 영향에 대해 고찰한다.

표 3-1 전리함의 에너지의존성 측정 결과

측정시의 온도 ＿＿＿＿＿[℃], 기압 ＿＿＿＿＿[hPa]

에너지[keV]	$k(E)_s$	Q_s	Q	Q_s/Q	$k(E)$	비 고
						평균치
						평균치
⋮	⋮					

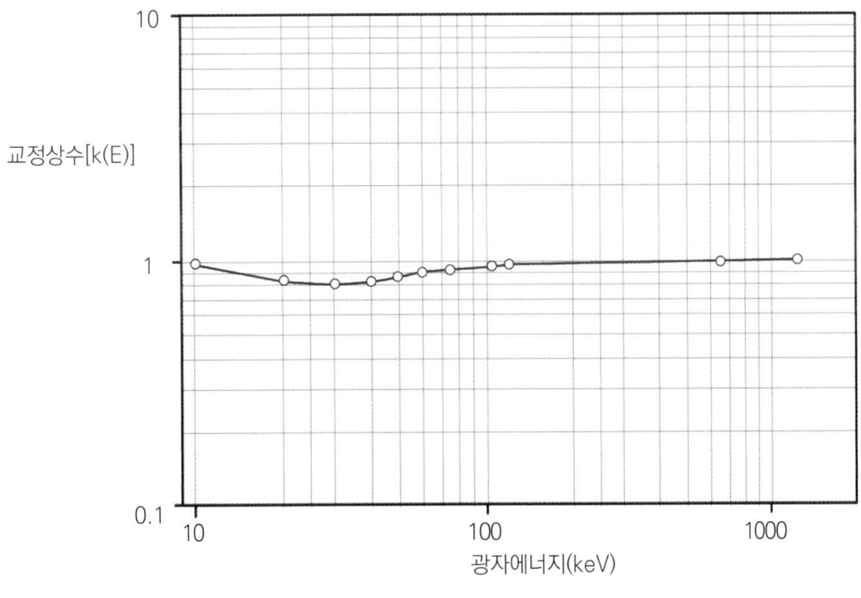

그림 3-1. 전리함의 광자에너지에 대한 교정상수$k(E)$의 예

실 험 보 고 서

<table>
<tr><td>성 명</td><td></td><td>학 번</td><td></td><td rowspan="2">평가
점수</td><td rowspan="2"></td></tr>
<tr><td>학 번</td><td></td><td>조</td><td></td></tr>
<tr><td>기 압</td><td></td><td>온 도</td><td></td><td rowspan="2">지도교수
확인</td><td rowspan="2"></td></tr>
<tr><td>습 도</td><td></td><td>실습일</td><td></td></tr>
</table>

1. 실험제목

에너지의존성의 측정

2. 실험목적

3. 실험기기 및 재료

4. 실험방법

5. 실험결과

6. 검토 및 고찰

실험 4 방향의존성의 측정

방향의존성이란 방사선검출기에 대한 방사선의 입사방향에 따라 지시치가 변화하는 특성을 말한다.

1. 실험목적

방사선검출기의 종류와 구조에 따라 방사선의 입사방향이 다를 경우 상대적 감도의 차이로 검출기의 측정오차가 발생한다. 특히 광자에너지가 낮을 경우에는 검출기로부터 방향의존성에 따른 측정오차가 큰 경우가 있으므로 방향의존성에 대한 개념과 그 측정방법에 대해 이해한다.

2. 실험이론

방사선검출기의 감도가 방향에 비대칭인 것이 방향의존성이 생기는 주된 원인이 되고, 방향의존성에 따른 검출기의 교정상수 $k(\theta)$의 값은 입사 광자에너지에 따라 다르게 나타난다. 따라서 각종 선량측정기의 방향의존성을 측정한 후 측정기의 지시치에 교정상수를 곱해 주어 참값을 구한다. 그리고 광자에너지와 검출기에 대한 방사선의 입사방향에 따른 상대치를 취급하는 것이 좋다.

3. 실험기기 및 재료

엑스선발생장치, 포켓선량계, 포켓선량계 충전기, TLD배지, TLD판독기, 각도계, 줄자, 모눈종이 등

4. 실험방법

(1) 먼저 입사방향의 기준방향(θ=0°)을 결정한다. 예를 들면, 포켓선량계의 경우는 그 중심축과 직각인 방향을 기준방향으로 취한다. 또, 필름의 경우는 필름면에 수직인 방향을 기준방향으로 취한다.

(2) 동일 광자에너지(또는 실효에너지)에 대해서 포켓선량계에 대한 입사각 θ를 변화시켜 측정

을 행한다.

(3) 실험에 사용한 선질로서는 실효에너지가 30 keV 전후의 엑스선과 ^{60}Co의 감마선이 적합하다고 할 수 있다.

(4) 엑스선 조사의 경우는 입사엑스선 선량(률)을 일정하게 유지하여 사용하는 것이 좋다.

(5) 초점-검출기간 거리를 될 수 있는 한 크게 할 것. 이것은 입사각 θ를 변경시 설치위치의 이동에 의한 오차와 검출기의 실효중심이 불명확한 경우가 있기 때문이다.

5. 실험결과

측정결과는, 기준방향(θ=0°)의 값을 상대적 감도 1.0으로 하여 원 그래프 또는 모눈종이에 묘사한다. 결과를 정리하는 방법의 예를 표 4-1과 그림 4-1에 나타내었다. 그리고 광자에너지(실효에너지)의 차이에 의해서 방향의존성이 어떻게 변화하는가를 확인한다.

표 4-1 방향의존성의 측정 결과

엑스선발생장치 : ____________________ 실험측정기명 : ____________________

실효에너지 : __________[keV] 온도 : __________[℃] 기압 : __________[hPa]

입사각 (θ)	선량측정기의 지시치[mR]				상대적감도	교정상수 =k(θ)
	1 회	2 회	3 회	평균치		
+90°						
+60°						
+30°						
0°					1.00	1.00
-30°						
-60°						
-90°						

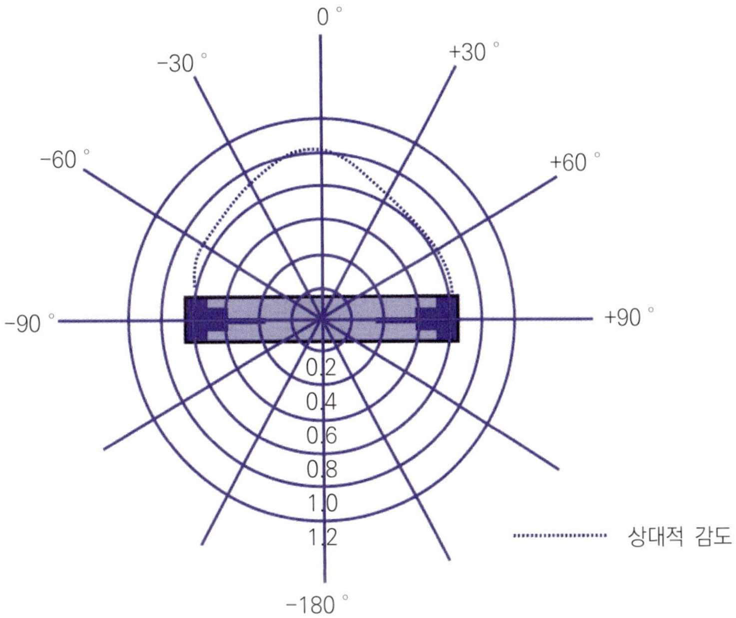

그림 4-1. 방향의존성의 곡선을 작성하는 예

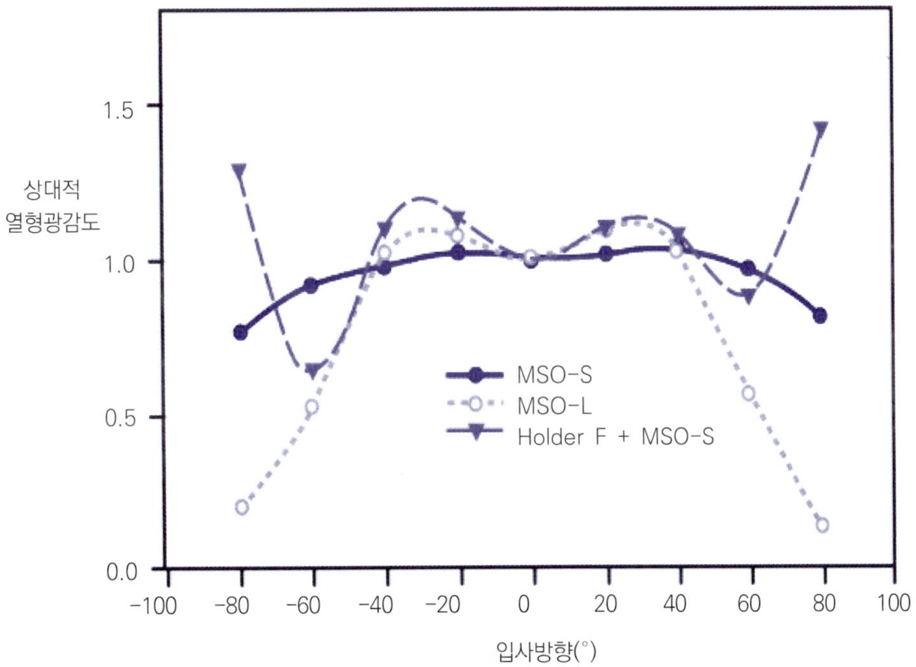

그림 4-2. TLD의 방향의존성 측정 결과

6. 검토 및 고찰

(1) 광자에너지(실효에너지)의 차이에 따라서 방향의존성이 어떻게 변화하는가를 검토한다.

(2) 산란선의 선질은 불분명하기 때문에 공간산란선량 측정에서는 방향의존성이 측정결과에 어느 정도 영향을 미치는지 고찰하여 본다.

(3) 실험측정기로서 포켓선량계와 TLD배지의 2개를 선택하여 방향의존성을 비교한다.

실 험 보 고 서

<table>
<tr><td>성 명</td><td></td><td>학 번</td><td></td><td rowspan="2">평가
점수</td><td rowspan="2"></td></tr>
<tr><td>학 번</td><td></td><td>조</td><td></td></tr>
<tr><td>기 압</td><td></td><td>온 도</td><td></td><td rowspan="2">지도교수
확인</td><td rowspan="2"></td></tr>
<tr><td>습 도</td><td></td><td>실습일</td><td></td></tr>
</table>

1. 실험제목

방향의존성의 측정

2. 실험목적

3.실험기기 및 재료

4. 실험방법

5. 실험결과

6. 검토 및 고찰

실험 5 반가층의 측정

1. 실험목적

엑스선발생장치에서 발생되는 연속에너지의 선질을 표시하는 방법 중 하나인 반가층의 개념과 그 측정방법에 대해 구체적으로 이해한다.

2. 실험이론

반가층(HVL)은 입사엑스선강도[조사선량(률)] I_0를 반으로 줄이는 데 필요한 흡수체의 두께를 말한다.

연속스펙트럼의 광자에너지의 엑스선에 대해서는 관전압, 타켓물질, 정류방식, 고유필터(엑스선 감약을 위해 삽입한 부가필터와는 별도로 엑스선장치에 고정되어 있는 필터), 부가필터의 종류와 두께가 다르면 선질의 변화로 반가층이 다르다. 그리고 처음 $I_0/2$이 되는 흡수체의 두께를 제1반가층(H_1)이라 말하고, 다시 반으로 줄이기 위해서 필요한 흡수체의 두께를 제2반가층(H_2)이라 부른다. 따라서 연속 스펙트럼 엑스선에서 선질의 균등도와 불균등도는 식 (5-1)로부터 구한다.

$$\text{균등도} = \frac{H_1}{H_2} = h'(h' \le 1), \quad \text{불균등도} = \frac{H_2}{H_1} = h(h \ge 1) \qquad (5\text{-}1)$$

3. 실험기기 및 재료

(1) 엑스선발생장치(관전압은 30~300 kVp)
(2) 선량측정기(에너지의존성이 적은 전리함 등)
(3) 반가층 측정용 흡수체(실효에너지 40 keV 이하 : Al, 순도 99.8 % 이상, 30~200 keV 이상 : Cu, 순도 99 % 이상, 100 keV~1 MeV : Sn, 순도 99 % 이상, 350 keV 이상 : Pb, 순도 99 % 이상, 또한 흡수체두께의 정밀도는 ±1 % 이내)
(4) 부가여과판(RMI, 115A 등), 줄자 등

4. 실험방법

(1) 기하학적 조건은 그림 5-1과 같이 반가층을 정확히 측정하기 위해서 흡수체로부터의 산란

선과 특성엑스선의 입사를 제거할 수 있도록 한다. 따라서 엑스선 조사야는 가능한 적게 하며, 반가층 측정용 흡수체(초점에서 약 50 cm)에 있어서 조사야가 4 cm × 4 cm이하 정도의 입체각을 유지하도록 한다. 또, 흡수체-선량측정기간의 거리를 크게(50 cm 이상) 되도록 한다. 초점-흡수체간 거리(FFD), 초점-선량측정기간 거리(FDD) 및 조사야의 크기의 차이에 따라 반가층이 차이가 생긴다. 그래서 조사 입체각이 비교적 적을 경우에는 FFD를 FDD의 1/2로 하는 것이 좋으며, 또한 FDD는 적어도 100 cm 이상으로 한다.

(2) 제2반가층을 구하기 위해서는 흡수체가 없을 때의 조사선량(률)이 1/4 이하로 될 때까지 반가층 측정용 흡수체의 두께를 증가시키면서 조사선량(률)을 측정한다.

(3) 엑스선발생장치의 출력의 변화로 인한 오차를 제거하기 위해서 모니터 선량률계를 설치하여 엑스선 출력의 변동을 보정한다. 단, 모니터 선량률계의 안정도는 중요하지만 그 에너지의존성은 별로 관계가 없다.

(4) 실험에 사용할 선질의 선택은 선량측정기에 대해 알고 있는 에너지의존성 결과를 고려하는 것이 좋다.

(5) 반가층의 측정은 관전압의 증가와 부가여과판의 종류 및 두께에 따라 구하며, 또한 관전류와 조사시간 변화에 따른 선질 변화가 없음을 확인한다.

(6) 전리함을 이용한 조사선량[률] 측정에서 실온의 변화가 클 경우는 동일한 실험조건에서 흡수체의 두께를 변화시키면서 왕복측정(흡수체를 두껍게 하는 것이 왕측정, 반대로 얇게 하는 것이 복측정)을 하고, 그 평균치를 기록한다. 이것은 전리함내의 공기 밀도의 변화로 인한 오차를 보정하기 위한 것이다.

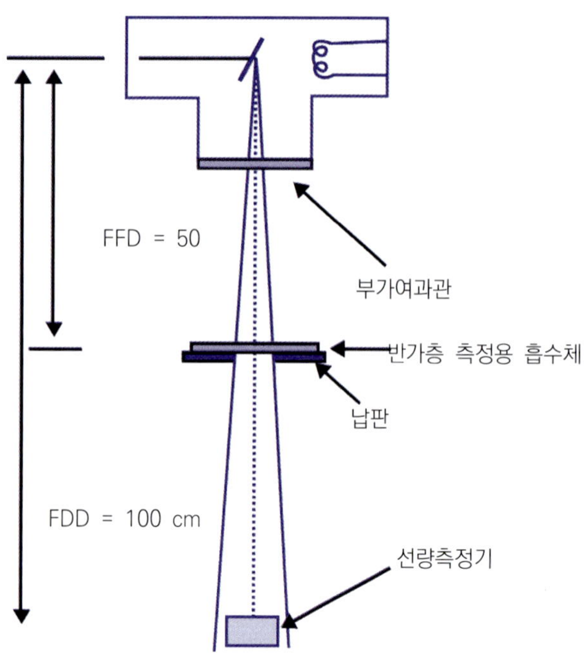

그림 5-1. 반가층을 측정하기 위한 기하학적 조건

5. 실험결과

각 실험조건에서 반가층 측정용 흡수체의 두께를 변화시키면서 선량측정기로 선량을 측정한 후 아래의 표 5-1~4에 작성한다. 그리고 반가층은 두 가지 방법에 의해 결정할 수 있다.

(1) 첫 번째 방법은 먼저 그림 5-2와 같이 x축을 흡수체의 두께, y축을 조사선량(률)의 상대치로 하여 감약곡선을 그린 후 제1반가층 H_1, 제2반가층 H_2 및 균등도 h'의 값을 구하여 표에 함께 나타낸다.

(2) 두 번째 방법은 흡수체의 두께를 변화시키면서 조사선량을 측정한 후 $\ln(I/I_0) = -\mu x$의 그래프를 그린다. 그리고 그림 5-3과 같이 측정결과를 최소자승법에 의해 직선으로 fitting하여 그 기울기로부터 선흡수계수(μ)를 구하고, HVL = $0.693/\mu$의 식으로부터 반가층을 구한다.

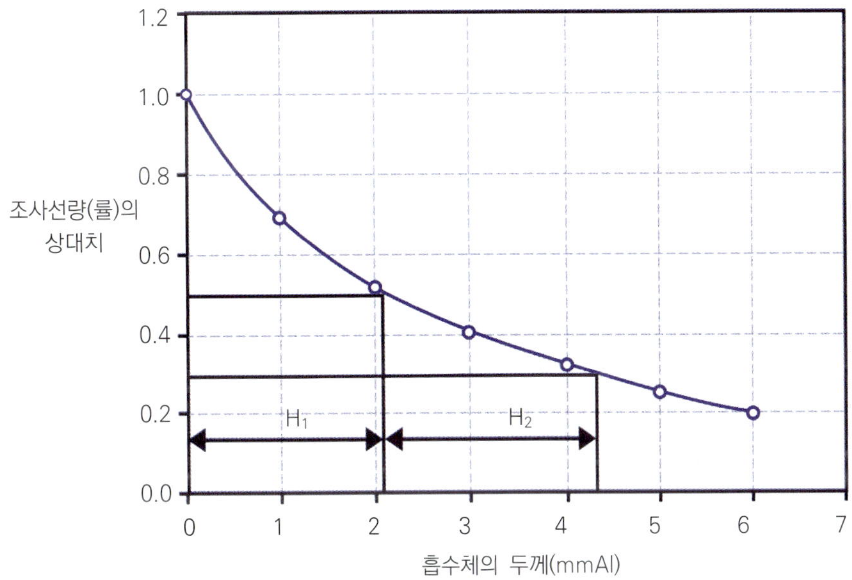

그림 5-2. 감약곡선을 이용한 반가층 측정의 예

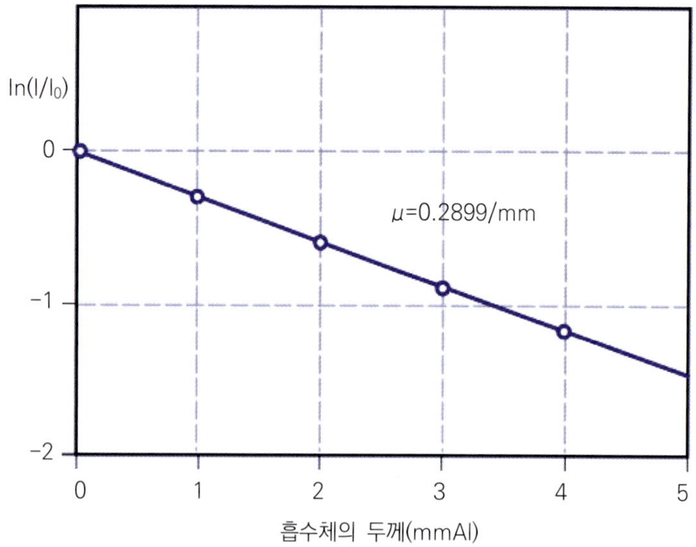

그림 5-3. 선흡수계수(μ)로부터의 반가층 측정의 예

표 5-1 관전압 변화에 따른 측정 결과

엑스선발생장치 : ____________ 고유여과 : ________ 부가여과 : ________

관전류 : ________ 조사시간 : ________ FDD : ________ F.S : ________

관전압 (kVp) \ 흡수체두께 (mm)		0	1	2	3	4	5	6	7	H_1	H_2	균등도	비고
60	왕측정												
	복측정												
	평균치												
80	왕측정												
	복측정												
	평균치												
⋮													

표 5-2 부가여과판 변화에 따른 측정 결과

엑스선발생장치 : ______________ 고유여과 : ________ 관전압 : __________

관전류 : ________ 조사시간 : ________ FDD : ________ F.S : ________

흡수체두께 (mm) / 부가여과판 (mmAl)		0	1	2	3	4	5	6	7	H_1	H_2	균등도	비고
1	왕측정												
	복측정												
	평균치												
2	왕측정												
	복측정												
	평균치												
· · ·													

표 5-3 관전류 변화에 따른 측정 결과

엑스선발생장치 : ______________ 고유여과 : ________ 부가여과 : __________

관전압 : ________ 조사시간 : ________ FDD : ________ F.S : ________

흡수체두께 (mm) / 관전류 (mA)		0	1	2	3	4	5	6	7	H_1	H_2	균등도	비고
100	왕측정												
	복측정												
	평균치												
200	왕측정												
	복측정												
	평균치												
· · ·													

표 5-4 조사시간 변화에 따른 측정 결과

엑스선발생장치 : ________________ 고유여과 : __________ 부가여과 : __________

관전압 : __________ 관전류 : __________ FDD : __________ F.S : __________

흡수체두께 (mm) / 조사시간 (sec)		0	1	2	3	4	5	6	7	H_1	H_2	균등도	비고
0.1	왕측정												
	복측정												
	평균치												
0.2	왕측정												
	복측정												
	평균치												
⋮													

6. 검토 및 고찰

(1) 단일에너지 광자의 경우 균등도가 어떻게 되는가? 그리고 측정결과로부터 왜 균등도가 1보다 적게 되는가 그 이유를 고찰한다.

(2) 반가층을 계산하는 두 가지 방법 중에서 어느 방법이 정확한지 검토한다.

(3) 각 실험에서의 반가층 결과를 단일에너지인 경우의 반가층과 비교하여 연속에너지와 단일에너지에서의 반가층 두께의 차이를 검토한다.

(4) 엑스선발생장치에 있어서 선질(반가층)을 변화시킬 수 있는 인자에 대하여 고찰한다.

(5) 부가여과판을 이용한 선질의 증가로 엑스선 영상과 환자의 피폭선량에 미치는 영향에 대하여 고찰한다.

(6) 실험조건이 동일한 경우 엑스선발생장치의 정류방식(단상, 3상, 인버터 방식)에 따른 반가층 측정 결과를 비교하여 선질을 검토한다.

(7) 관전압, 부가여과판 변화에 따른 연속 엑스선의 균등도와 불균등도를 검토한다.

(8) FFD, FDD 및 조사야의 크기 등을 변화시켜서 반가층이 어떻게 변화는지 고려해본다. 단, 시간적인 여유가 있으면 실제에서 벗어난 조건으로 바꾸어서 측정을 해보는 것이 좋다.

실 험 보 고 서

<table>
<tr><td>성 명</td><td></td><td>학 번</td><td></td><td rowspan="2">평가
점수</td><td rowspan="2"></td></tr>
<tr><td>학 번</td><td></td><td>조</td><td></td></tr>
<tr><td>기 압</td><td></td><td>온 도</td><td></td><td rowspan="2">지도교수
확인</td><td rowspan="2"></td></tr>
<tr><td>습 도</td><td></td><td>실습일</td><td></td></tr>
</table>

1. 실험제목

반가층의 측정

2. 실험목적

3. 실험기기 및 재료

4. 실험방법

5. 실험결과

6. 검토 및 고찰

실험 6 실효에너지의 측정

실효에너지란 연속스펙트럼의 엑스선에 대하여 단일에너지로 선질을 표시하는 것으로 이 실효에너지는 엑스선발생장치에서 발생되는 대부분인 연속엑스선에서 구한 반가층(또는 선감약계수)과 같은 반가층을 갖는 단일에너지 엑스선의 에너지 값을 말한다.

1. 실험목적

각종 방사선검출기의 에너지의존성을 측정할 경우, 특히 엑스선발생장치를 이용한 저에너지 영역에서는 연속엑스선에서의 선질을 단일에너지의 X, 감마선에 해당하는 실효에너지를 구하여 취급하는 것이 유용하다. 그러므로 선질을 나타내는 방법으로서의 실효에너지의 개념을 이해한다.

2. 실험방법 및 결과

연속엑스선의 선질 표시는 실효에너지(keV 또는 MeV)로 나타내고 반가층, 균등도 또는 선질지표(QI ; quality index)를 함께 기록한다.

(1) 실효에너지를 측정하기 위해서는 먼저 반가층의 측정방법에 따라 반가층측정용 흡수체(Al, Cu, Sn, Pb) 물질을 선택하여 『실험 5. 반가층의 측정』에서 설명한 기하학적 조건으로 정확한 반가층을 구한다.

(2) 단일에너지 광자의 흡수체 물질에 대한 선감약계수(μ)[질량감약계수(μ/ρ)×물질의 밀도(ρ)]를 필요한 에너지 범위에 대해서 구하고, 각각의 광자에너지에 대한 반가층을 식(6-1)로부터 계산하여 표 6-1 및 그림 6-1로 나타낸다.

표 6-1 단일에너지의 광자에 대한 질량감약계수(μ/ρ)와 반가층(HVL)

광자에너지 [keV]	알루미늄(Al)		구리(Cu)		납(Pb)	
	μ/ρ [m²/kg]	HVL [mm]	μ/ρ [m²/kg]	HVL [mm]	μ/ρ [m²/kg]	HVL [mm]
10	2.623	0.0979	21.59	0.003582	13.06	0.004675
15	0.7955	0.3228	7.405	0.0104	11.16	0.00547
20	0.3441	0.7462	3.379	0.0229	8.636	0.00707
30	0.1128	2.2763	1.092	0.0708	3.032	0.0201
40	0.0569	4.5165	0.4862	0.1591	1.436	0.0425
50	0.0368	6.9753	0.2613	0.2960	0.8041	0.0759
60	0.0278	9.2427	0.1593	0.4855	0.5021	0.1216
80	0.0202	12.7236	0.0763	1.0137	0.2419	0.2524
100	0.0170	15.0682	0.0458	1.6873	0.5549	0.1100
150	0.0138	18.6329	0.0222	3.4887	0.2014	0.3032
200	0.0122	20.9944	0.0156	4.9611	0.0999	0.6115
300	0.0104	24.6412	0.0112	6.9119	0.0403	1.5147
400	0.009276	27.6802	0.009413	8.2167	0.0232	2.6284
500	0.008445	30.4040	0.008362	9.2494	0.0161	3.7830
600	0.007802	32.9097	0.007625	10.1434	0.0125	4.8924
800	0.006841	37.5328	0.006605	11.7099	0.008870	6.8836
1000	0.006146	41.7771	0.005901	13.1069	0.007102	8.5972
1250	0.005496	46.7179	0.005261	14.7013	0.005876	10.3910
1500	0.005006	51.2908	0.004803	16.1032	0.005222	11.6923
2000	0.004324	59.3806	0.004205	18.3933	0.004606	13.2560
3000	0.003541	72.5111	0.003599	21.4903	0.004234	14.4207

[참고] (1) Al, Cu, Pb의 밀도는 각각 2.699 g/cm³, 8.96 g/cm³, 11.35 g/cm³로 한다.
(2) J. H. Hubbell and S. M. Seltzer
- http://physics.nist.gov/PhysRefData/XrayMassCoef/cover.html

$$HVL = \frac{0.693}{\mu} \tag{6-1}$$

(3) 엑스선발생장치를 이용한 각 실험조건에서 측정한 반가층에 해당되는 실효에너지를 결정하기 위해서는 그림 6-1로부터 반가층에 대한 광자에너지(=단일에너지)를 구하면 이것이 연속 엑스선에 대한 실효에너지이다.

(4) 다음으로 선질 지표(QI)를 구한다.

$$QI = \frac{E_{eff}}{E_{\max}} \tag{6-2}$$

여기에서, E_{eff}는 실효에너지, $E_{\max}$은 최대에너지(관전압)이다.

이 QI값은 약 0.5 이하로 실효에너지는 관전압의 약 1/2정도에 해당하는 에너지가 된다. 이 값이 클수록 에너지스펙트럼의 폭이 좁아서 선질이 균등하다.

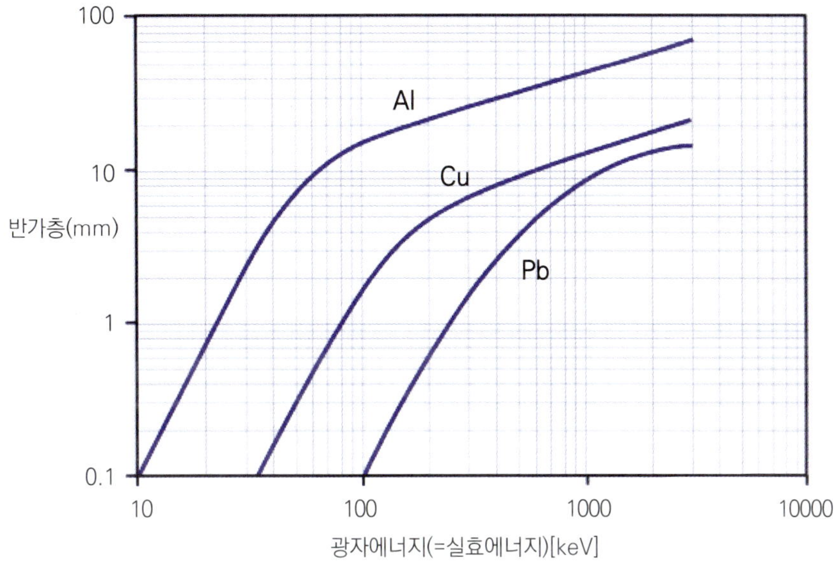

그림 6-1. 광자에너지와 반가층의 관계

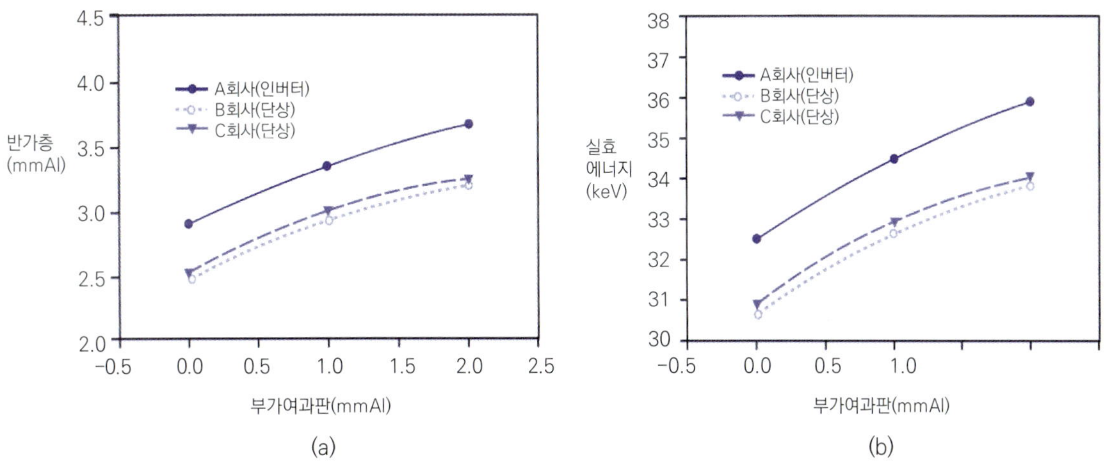

그림 6-2. 반가층(a)과 실효에너지(b)의 측정 결과의 예
(80 kVp, 200 mA, 0.1 sec, FDD=100 cm의 조사조건)

3. 검토 및 고찰

(1) 실효에너지는 연속에너지 스펙트럼의 대표치로서 적당한 이유를 고찰한다.

(2) 엑스선발생장치의 동일 조사조건에서 정류방식에 따른 실효에너지를 측정한 후 선질 지표의 차이를 검토한다.

(3) 각종 선량측정기의 에너지의존성을 측정하고자 할 경우 사용할 실효에너지의 값을 고찰한다.

4. 참 고

(1) 실험에 사용할 질량감약계수 값은 가능한 최근 자료를 참고할 것.

(2) 단일에너지 광자에 대한 선감약계수를 사용하기 때문에 전제조건으로서는 반가층의 측정에 있어서 산란선과 특성엑스선이 포함되지 않는 조건이 필요하다. 따라서 반가층의 측정에 있어서는 기하학적인 조건을 충분히 숙지할 필요가 있다.

(3) 실효에너지는 등가에너지라고도 말한다(ICRU).

실 험 보 고 서

성 명		학 번		평가 점수	
학 번		조			
기 압		온 도		지도교수 확인	
습 도		실습일			

1. 실험제목

실효에너지의 측정

2. 실험목적

3. 실험기기 및 재료

4. 실험방법

5. 실험결과

6. 검토 및 고찰

실험 7 열형광선량계에 의한 선량 측정

1. 실험목적

열형광선량계(TLD)로 보다 정확한 선량측정을 위하여 열형광소자의 에너지의존성, 선량(률)의존성, 감쇠율 등 여러 특성의 측정과 측정방법을 구체적으로 이해하며, 또한 여러 특성에 따른 교정상수를 이용한 선량평가 방법을 습득한다.

2. 열형광 glow곡선의 이론

엑스선이나 감마선, 하전입자 등과 같은 방사선이 조사된 유전체 시료를 가열할 때 시료로부터 가시광선이 방출되는 현상을 열형광이라 하며, 시료의 가열 온도에 따른 열형광강도의 변화를 나타낸 곡선을 열형광 glow곡선이라고 한다. 열형광현상은 금지대 내에 전자트랩과 재결합 중심을 가진 에너지대 모형으로 그림 7-1과 같이 설명할 수 있다.

전리방사선의 조사에 의해 원자 가전자대의 전자는 전도대로 여기되고, 여기된 전자의 대부분은 매우 짧은 시간(~10^{-8} sec) 동안에 빛을 내면서 원자 가전자대로 전이하지만 그 중 일부는 공격자, 격자간 원자, 불순물 등과 같은 격자결함에 기인하는 금지대 내의 국소화된 전자트랩에 포획되며, 동시에 전자의 여기로 생긴 원자 가전자대의 정공은 정공트랩에 포획된다. 시료를 가열하면 포획된 전자가 전도대로 여기하여 이동하다가 정공트랩의 재결합 중심과 재결합하면서 조사된 방사선의 선량에 비례하는 양의 열형광이 방출된다.

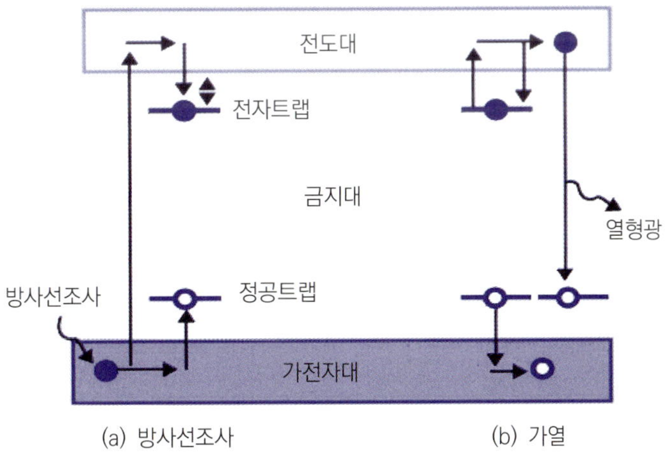

그림 7-1. 열형광선량계의 발광 기전

한편 전도대 아래에 있는 트랩의 깊이, 즉 활성화에너지(activation energy)가 E인 전자트랩에서 전자 1개당 단위시간당 이탈할 확률은 $P = S \cdot \exp(-E/kT)$로 주어지며, S는 진동수인자(frequency factor), k는 볼쯔만 상수, T는 절대온도이다. 따라서 시료의 온도를 높이면 처음에는 재결합률의 증가로 열형광강도가 증가하여 최대치를 이룬 후 포획된 전자의 수가 감소함에 따라서 점차 감소하므로 온도에 대한 열형광강도를 그린 glow곡선은 하나의 peak를 형성하게 되며, 여러 개의 peak를 가진 glow곡선은 활성화에너지가 다른 여러 개의 트랩준위에 의한 glow peak들이 중첩되어 나타나는 것이다. 그리고 이 glow곡선을 해석하여 열형광 현상의 물리적 특성조사와 선량 측정에 필요한 정보를 얻을 수 있다.

Glow곡선은 열형광체의 종류에 따라 peak의 모양, peak의 수 등이 다르며, 그림 7-2와 같이 여러 개의 peak가 있을 경우는 주 peak가 있으며, peak의 높이 및 곡선 아래의 면적 등이 에너지 준위에 포획되어 있는 전자수에 비례한다. 그리고 glow곡선의 주 peak의 위치는 포획되어 있는 전자의 깊이가 클수록 고온측에 발생한다.

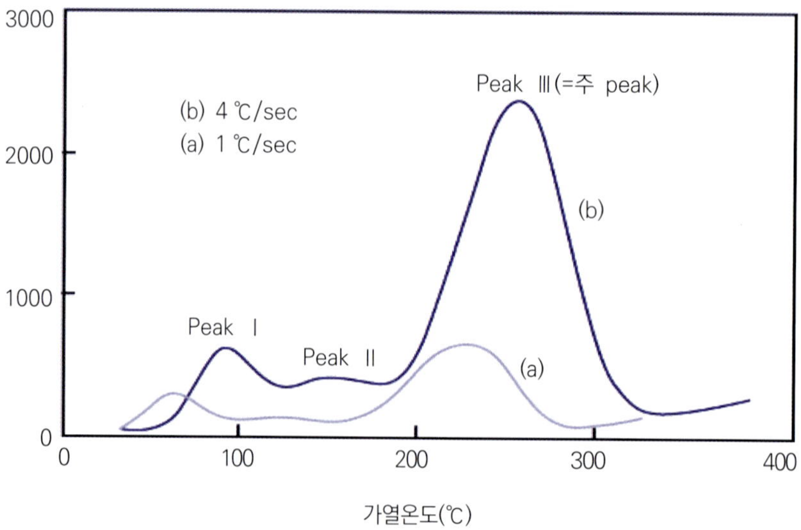

그림 7-2. $CaSO_4$:Tm-PTFE TLD의 glow곡선의 예

한편, 처음에 포획된 전자수 N 은

$$N \fallingdotseq H \cdot I \cdot J \cdot M \cdot t = H \cdot I \cdot M \cdot X \qquad (7\text{-}1)$$

로 표현된다. 여기에서 M : 포획된 전자수, I : 포획전자의 확률, J : 조사된 방사선강도, H : 비례상수, t : 조사시간이다. 따라서 포획된 전자수는 조사선량(X)에 비례한다. 그러므로 glow곡선의 peak 높이 또는 glow곡선의 아래부분의 면적의 크기를 계산하여 선량을 평가할 수 있다.

3. 참 고

(1) 여러 특성 ; 열형광선량계의 여러 특성은 열형광소자에 대한 조사선량과 열형광량의 상호비교에 의해 표시되며, 일반적으로는 응답 또는 감도라 부르고 있다. 이 감도의 특성은 열형광체의 종류에 의한 것, 계측장치에 의한 것, 또는 취급에 의한 것이 있다.

소자의 종류에 의한 것 : ① 에너지의존성, ② 조사선량(률)의존성, ③ 방향의존성, ④ 조사후의 경과시간에 의한 감도특성(fading), ⑤ glow곡선, ⑥ 발광스펙트럼

계측장치에 의한 것 : ① 가열온도의 안정성, ② 가열속도의 안정성

취급에 의한 것 : ① 기계적 충격, ② 사용전의 열처리, ③ 소자간의 오차

(2) 선량의 교정 ; 열형광선량계로 조사선량을 측정하여 정확히 교정한 후에 이를 흡수선량치로 구한다. 이때 흡수선량은 흡수선량변환계수($Gy/C \cdot kg^{-1}$)를 이용하면 쉽게 얻을 수 있다.

4. 실험기기 및 재료

(1) 소자의 종류 : BeO, $Li_2B_4O_7$, LiF, MgB_4O_7, Al_2O_3, Mg_2SiO_4, $CaSO_4$, CaF_2

(2) 소자의 형상 : 봉상, 원반상, 리본상, 분말상 등

(3) 계측장치 : 소자의 종류에 따라서 계측장치를 선택함(예를 들면 TLD 판독기는 Harshaw 회사 또는 Teledyne 회사 제품 등)

(4) 기준선량계 : 표준선량계에서 교정된 지두형전리함

(5) 선원 : 엑스선은 관전압의 가변범위가 넓은 발생장치, 고에너지 엑스선은 가속장치로부터의 엑스선, 감마선은 에너지스펙트럼이 단일한 것이 좋다(예를 들면 ^{137}Cs 또는 ^{60}Co 감마선)

(6) 팬텀 : 소자는 방사선의 2차전자평형두께 이상의 깊이에서 사용되기 때문에 2차전자평형이 유지되는 팬텀

(7) 사용할 소자의 개수 : 측정회수와 측정점이 많은 경우에는 1회에 소자를 3개로 하여 총 개수를 준비한다. 그리고 소자간의 오차는 실험 전에 구해두며, 이 오차는 본 실험에 있어서 정밀도가 된다.

실험 7.1 감쇠율의 측정

7.1.1 실험목적

동일한 열형광소자에 조사조건을 같게 하여 방사선을 조사한 후 판독할 때까지의 경과시간에 따른 열형광량의 차이를 볼 수 있다. 따라서 정확한 방사선량을 측정하기 위해서 경과시간에 따

른 열형광량의 감소 즉 감쇠율을 측정하여 경과시간에 따른 보정으로 정확한 선량을 측정하고자 한다.

7.1.2 실험방법

(1) 열형광소자와 기준선량계는 그림 7-3과 같은 방법으로 배치한다.

(2) 동일한 조건으로 열형광소자에 방사선을 조사한 후 가능한 한 빠른 시간내에 첫 번째 그룹의 소자를 판독한다(가능한 조사 후 즉시 판독함).

(3) 방사선조사 후의 경과시간은 4분, 16분, 64분, 4시간, 6시간, 8시간, 1일, 2일, … 등으로 변화시킨 후 열형광소자를 판독하여 열형광량 또는 방사선량을 구한다.

(4) 조사된 열형광소자를 보존하는 시간동안은 주변의 환경과 온도를 일정하게 한다.

(5) 실험하는 동안은 가시광선 및 자외선 등에 장시간 방치하지 않는다.

(6) 조사하는 방사선의 에너지와 선량 등은 동일하게 한다.

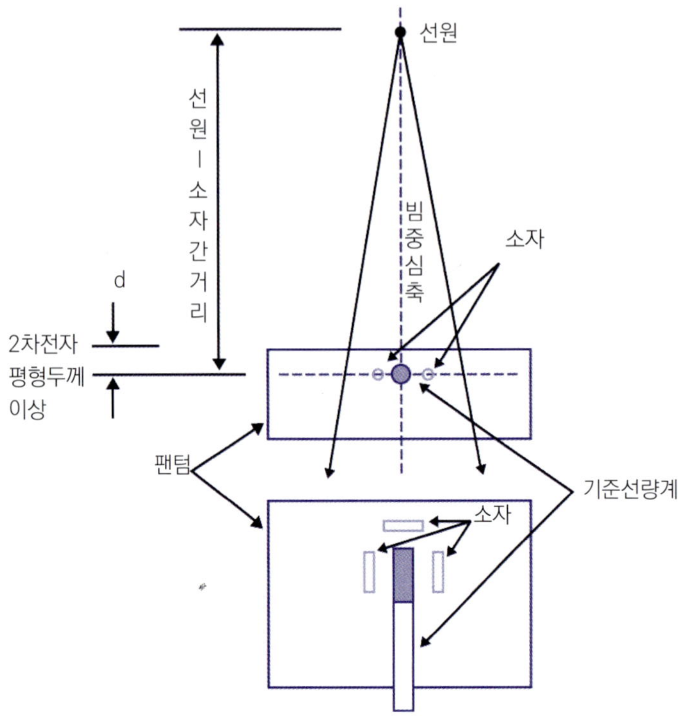

그림 7-3. 선원 · 선량계 · 소자의 배치도

7.1.3 실험결과

(1) 방사선 조사 후 경과시간에 따른 열형광소자를 판독한 결과를 표 7-1에 나타낸다.
(2) 열형광소자를 판독한 후 glow곡선의 peak가 2개 이상인 경우에는 각 peak의 감쇠율이 어떻게 되는 지를 구하기 위해 그림 7-4와 같이 나타낸다.
(3) Glow곡선에서 각 peak의 높이(임의의 단위) 또는 peak의 곡선 아래면적을 구한 후, 첫 번째 그룹 소자의 평균치 또는 조사선량을 1.0으로 기준하여 경과시간에 따른 상대적 감도로부터 각 peak의 감쇠율을 그림 7-5와 같이 정리한다.
(4) 각 peak의 감쇠율은 그림 7-4와 같이 저온 쪽의 peak가 고온 쪽의 peak보다 감쇠율이 크며, 주 peak인 경우는 매우 안정되어 감쇠율이 낮다.

표 7-1 열형광소자의 감쇠율 측정 결과

열형광소자의 종류 : ____ , 방사선에너지 : ____ [keV], 흡수선량 : ____ , 온도 : ___ [℃]

경과시간 / 열형광소자		0분	4분	16분	64분	4시간	6시간	8시간	1일	2일	4일	…	비고
소자의 No.	1												
	2												
	3												
평 균 치													
조사선량													
상대적감도		1.0											

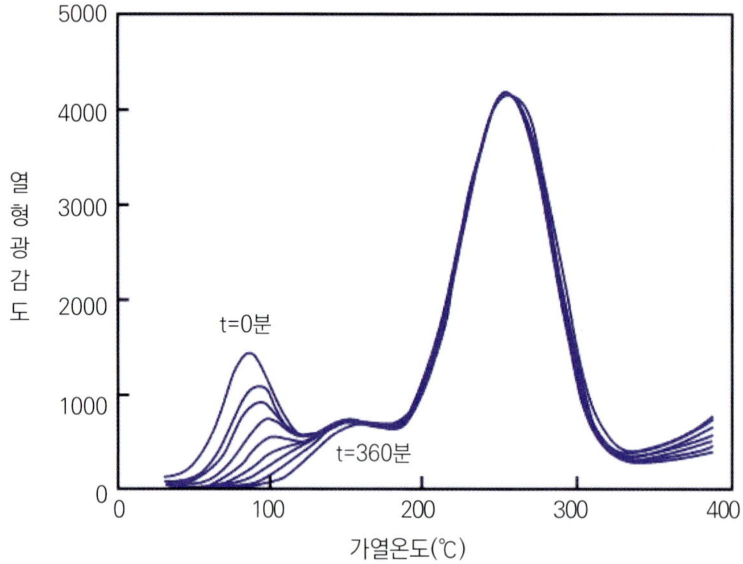

그림 7-4. 방사선 조사 후 경과시간에 따른 glow곡선의 측정

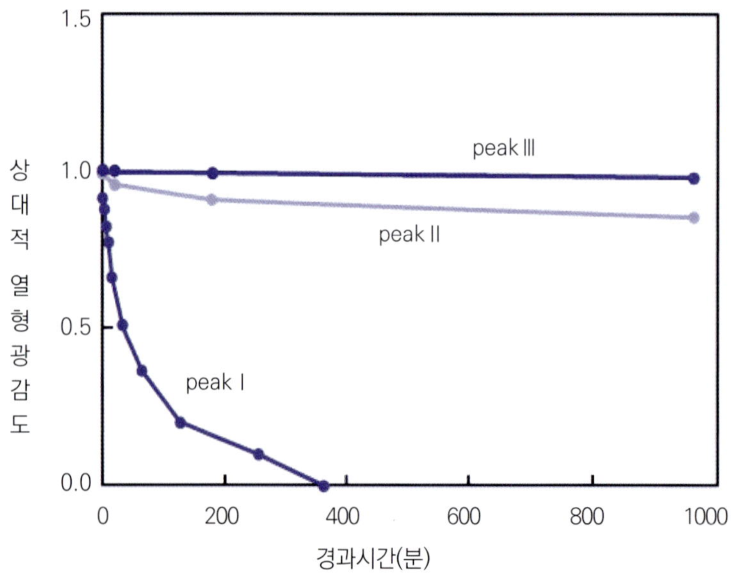

그림 7-5. $CaSO_4$:Tm-PTFE TLD의 각 glow peak의 감쇠율 측정

7.1.4 검토 및 고찰

(1) Glow곡선의 각 peak의 감쇠율은 경과시간에 따라 몇 %가 되는가를 검토한다.
(2) 열형광소자의 종류에 따라 감쇠율의 차이가 있는 지를 고찰한다.
(3) TLD의 감쇠율의 원인은 무엇인지 고찰한다.
(4) 경과시간 동안의 보관상태에 따른 감쇠율을 고찰한다.
(5) 햇볕이 들어오는 창문의 직사광선, 형광등, 백열등 아래에 각각 방치할 경우에 얼마만큼의 감쇠율에 차이가 있는 지를 검토한다.

실험 7.2 열형광물질의 에너지의존성의 이론적 계산

7.2.1 실험목적

열형광물질의 실효원자번호 차이로 인한 입사방사선과의 상호작용 현상과 입사광자의 에너지에 대한 열형광감도가 다르게 나타나므로 입사광자에너지와 무관하게 정확한 선량측정을 위한 에너지의존성 보상에 필요한 정보를 얻기 위하여 열형광물질의 에너지의존성을 이론적으로 계산하고자 한다.

7.2.2 실험이론

열형광선량계(TLD)를 엑스선이나 감마선과 같은 광자의 선량측정에 활용할 경우 TLD의 특성 중 반드시 알아야 할 특성은 광자에 대한 열형광감도의 에너지의존성이다. 열형광감도의 에너지의존성은 동일한 조사선량으로 조사하였을 때 표준물질에 흡수된 에너지에 대한 열형광물질에 흡수된 에너지의 비를 에너지의존성으로 정의한다. 따라서 에너지의존성은 열형광물질 고유의 특성이며, 열형광물질이 전자평형상태에 있을 때 직접적으로 측정할 수도 있으나 측정이 비교적 어려우므로 활용목적에 맞는 특정의 TLD를 선택하고 TLD의 특성을 평가하기 위하여 이론적인 계산치를 구하는 것이 유용하다.

열형광감도의 에너지의존성의 이론적 계산은 ① 열형광물질이 전자평형상태에 있고, ② 검출기 자체에 의한 흡수를 무시할 수 있으며, ③ 단위선량당의 열형광량(light yield/rad)이 LET에 독립적이라 가정할 때 Bragg의 원리로부터 다음과 같이 계산할 수 있다. 즉 TLD의 에너지의존성은 공기를 표준물질로 택할 때(공기에 대해서는 정의에 따라 조사선량을 정확히 측정할 수 있고, 조사선량과 흡수선량의 비가 일정함으로 표준물질로서 적합 함) 공기와 열형광물질의 질량에너지흡수계수의 비로 직접적으로 계산할 수 있다. 따라서 열형광물질의 질량에너지흡수계수를 $[\mu_{en}/\rho]_{\text{det}}$, 공기의 질량에너지흡수계수를 $[\mu_{en}/\rho]_{air}$라 할 때 에너지의존성 S(E)는 다음과 같이 나타낼 수 있다.

$$S(E) = \frac{[\mu_{en}/\rho]_{\text{det}}}{[\mu_{en}/\rho]_{air}} \qquad (7\text{-}2)$$

단, 열형광물질이 화합물이나 혼합물인 경우 질량에너지흡수계수는 각 구성원소들의 질량에너지흡수계수의 합으로 주어진다. 즉 각 구성원소들의 질량에너지흡수계수를 $[\mu_{en}/\rho]_i$, 중량에 대한 하중계수(weighting factor)를 W_i라 하면, 화합물 또는 혼합물의 질량에너지흡수계수는 다음 식으로 주어진다.

$$[\mu_{en}/\rho]_{\text{det}} = \sum_i [\mu_{en}/\rho]_i \cdot W_i \qquad (7\text{-}3)$$

따라서, 열형광감도의 에너지의존성을 계산할 때 열형광물질내의 원자번호가 큰 불순물이나 활성제가 있을 경우에는 이를 고려하여야 한다.

7.2.3 실험기기 및 재료

전자계산기, 반대수 방안지, 곡선자 등.

7.2.4 실험방법

(1) 열형광선량계에 사용되는 열형광물질중에서 실효원자번호(Z_{eff})가 생체조직(Z_{eff} = 7.42)과 등가인 LiF(Z_{eff} = 8.14), $Li_2B_4O_7$(Z_{eff} = 7.4), BeO(Z_{eff} = 7.13) 및 MgB_4O_7(Z_{eff} = 8.4)과 뼈조직(Z_{eff} = 13.8)과 등가인 $CaSO_4$(Z_{eff} = 15.3), CaF_2(Z_{eff} = 16.3), Al_2O_3(Z_{eff} = 10.2) 및 Mg_2SiO_4(Z_{eff} = 11.1)가 화합물이나 혼합물인 경우 질량에너지흡수계수는 식 (7-3)과 같이 광자의 에너지에 대한 각 구성원소들의 질량에너지흡수계수의 합으로 계산한다.

(2) 광자의 각 에너지에 대한 감도를 식 (7-2)와 같이 계산한다.

(3) 에너지의존성은 반대수(semi-log) 용지에 x축을 에너지, y축을 감도로 나타내어 ^{60}Co 감마선(≒ 1.25 MeV)의 에너지에 대한 감도를 1.0으로 할 경우 저에너지(약 30 keV)의 상대적 감도를 구한다.

표 7-2 각 구성원소의 질량에너지흡수계수(μ_{en}/ρ)[m^2/kg]

광자에너지 [keV]	Li	Be	B	O	F	Mg
10	0.013870	0.042550	0.100600	0.556500	0.777600	2.036000
15	0.003910	0.011430	0.026980	0.154500	0.218600	0.592500
20	0.001885	0.004780	0.010840	0.061790	0.087960	0.243200
30	0.001138	0.001898	0.003506	0.017290	0.024510	0.068550
40	0.001131	0.001438	0.002084	0.007530	0.010360	0.028150
50	0.001237	0.001401	0.001737	0.004414	0.005747	0.014510
60	0.001361	0.001468	0.001680	0.003207	0.003903	0.008820
80	0.001588	0.001658	0.001785	0.002468	0.002676	0.004671
100	0.001776	0.001836	0.001940	0.002355	0.002394	0.003410
150	0.002098	0.002157	0.002255	0.002506	0.002417	0.002766
200	0.002290	0.002353	0.002453	0.002679	0.002554	0.002761
300	0.002481	0.002548	0.002654	0.002877	0.002729	0.002871
400	0.002552	0.002620	0.002731	0.002953	0.002800	0.002928
500	0.002569	0.002639	0.002749	0.002971	0.002815	0.002938
600	0.002559	0.002627	0.002737	0.002957	0.002801	0.002921
800	0.002499	0.002565	0.002671	0.002887	0.002734	0.002848
1000	0.002419	0.002483	0.002586	0.002794	0.002645	0.002753
1250	0.002312	0.002373	0.002472	0.002669	0.002527	0.002629
1500	0.002210	0.002268	0.002362	0.002551	0.002416	0.002514
2000	0.002028	0.002083	0.002171	0.002350	0.002226	0.002322
3000	0.001753	0.001806	0.001889	0.002066	0.001964	0.002067
4000	0.001561	0.001617	0.001698	0.001882	0.001797	0.001915
5000	0.001422	0.001479	0.001562	0.001757	0.001685	0.001819
6000	0.001316	0.001377	0.001461	0.001668	0.001607	0.001756
8000	0.001167	0.001233	0.001322	0.001553	0.001508	0.001683
10000	0.001066	0.001138	0.001232	0.001483	0.001451	0.001646
15000	0.0009182	0.001001	0.001104	0.001396	0.001382	0.001614
20000	0.0008385	0.0009294	0.001039	0.001360	0.001357	0.001609

[참고] J. H. Hubbell and S. M. Seltzer
- http://physics.nist.gov/PhysRefData/XrayMassCoef/cover.html

표 7-3 각 구성원소의 질량에너지흡수계수(μ_{en}/ρ)[m^2/kg]

광자에너지 [keV]	Al	Si	S	Ca	Air	Bone
10	2.543000	3.289000	4.847000	8.744000	0.474200	2.680000
15	0.748700	0.979400	1.477000	2.804000	0.133400	0.838800
20	0.309400	0.407600	0.623500	1.220000	0.053890	0.360100
30	0.087780	0.116400	0.180900	0.366500	0.015370	0.107000
40	0.036010	0.047820	0.074660	0.153800	0.006833	0.045070
50	0.018400	0.024300	0.037790	0.078220	0.004098	0.023360
60	0.010990	0.014340	0.021990	0.045200	0.003041	0.014000
80	0.005511	0.006896	0.010000	0.019580	0.002407	0.006896
100	0.003794	0.004513	0.006052	0.010850	0.002325	0.004585
150	0.002827	0.003086	0.003516	0.004876	0.002496	0.003183
200	0.002745	0.002905	0.003080	0.003639	0.002672	0.003003
300	0.002816	0.002932	0.002983	0.003146	0.002872	0.003032
400	0.002862	0.002968	0.002991	0.003060	0.002949	0.003069
500	0.002868	0.002971	0.002984	0.003019	0.002966	0.003073
600	0.002851	0.002951	0.002959	0.002979	0.002953	0.003052
800	0.002778	0.002875	0.002878	0.002884	0.002882	0.002973
1000	0.002686	0.002778	0.002780	0.002780	0.002789	0.002875
1250	0.002565	0.002652	0.002652	0.002650	0.002666	0.002745
1500	0.002451	0.002535	0.002535	0.002532	0.002547	0.002623
2000	0.002266	0.002345	0.002349	0.002352	0.002345	0.002421
3000	0.002024	0.002101	0.002118	0.002147	0.002057	0.002145
4000	0.001882	0.001963	0.001993	0.002052	0.001870	0.001975
5000	0.001795	0.001878	0.001923	0.002007	0.001740	0.001864
6000	0.001739	0.001827	0.001884	0.001992	0.001647	0.001788
8000	0.001678	0.001773	0.001850	0.001997	0.001525	0.001695
10000	0.001650	0.001753	0.001845	0.002022	0.001450	0.001644
15000	0.001631	0.001746	0.001864	0.002088	0.001353	0.001587
20000	0.001633	0.001757	0.001889	0.002140	0.001311	0.001568

7.2.5 실험결과

각각의 열형광물질에 대한 에너지의존성의 이론적 계산 결과를 그림 7-6 및 표 7-4와 같이 실효원자번호 차이에 따른 에너지의존성을 비교한다.

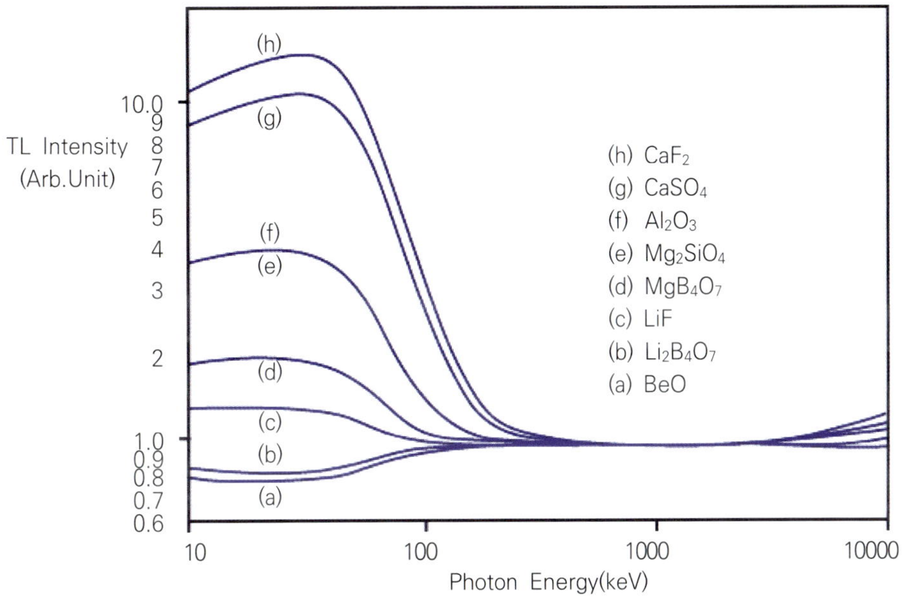

그림 7-6. 각종 열형광물질의 에너지의존성

표 7-4 각종 열형광물질의 상대적 감도(30 keV / ^{60}Co)

열형광물질	LiF	$Li_2B_4O_7$	BeO	MgB_4O_7	$CaSO_4$	CaF_2	Al_2O_3	Mg_2SiO_4
실효원자번호	8.14	7.40	7.13	8.40	15.30	16.30	10.20	11.10
상대적 감도	1.28	0.84	0.79	1.77	10.46	13.62	3.65	3.61

7.2.6 검토 및 고찰

(1) 각 원소의 원자번호에 따른 질량-에너지흡수계수를 비교한다.

(2) 열형광물질의 실효원자번호에 따른 에너지의존성을 검토한다.

(3) 에너지의존성이 클 경우 에너지의존성 보상에 대하여 생각해본다.

실 험 보 고 서

<table>
<tr><td>성 명</td><td></td><td>학 번</td><td></td><td rowspan="2">평가
점수</td><td rowspan="2"></td></tr>
<tr><td>학 번</td><td></td><td>조</td><td></td></tr>
<tr><td>기 압</td><td></td><td>온 도</td><td></td><td rowspan="2">지도교수
확인</td><td rowspan="2"></td></tr>
<tr><td>습 도</td><td></td><td>실습일</td><td></td></tr>
</table>

1. 실험제목

열형광물질의 에너지의존성의 이론적 계산

2. 실험목적

3. 실험기기 및 재료

4. 실험방법

5. 실험결과

6. 검토 및 고찰

실험 8 방사능 계수치의 통계적 처리

1. 실험목적

방사성 핵종의 붕괴는 붕괴과정 그 자체가 확률적으로 일어나는 임의적 과정(랜덤현상)이므로 방사선측정에는 항상 통계적 변동이 있는 것을 알고, 계수치의 표준편차(σ), 확률오차(ε)의 의미를 이해하며, 특히 자연계수치 측정에 의해 우주선 등의 자연방사선의 존재와 그 처리를 이해한다.

2. 실험이론

방사성핵종의 붕괴하지 않은 처음 원자수를 N_0개, t시간 후에 붕괴하지 않은 원자수를 N개로 하면 $N = N_0 e^{-\lambda t}$로 되기 때문에 방사능 A(붕괴율)는 다음과 같이 된다.

$$A = -\frac{dN}{dt} = \lambda N = \lambda N_0 e^{-\lambda t} = A_0 e^{-\lambda t} \tag{8-1}$$

이 식은 각각의 원자가 일정한 붕괴확률을 갖는 것으로 유도되고 있지만, 실제의 붕괴(즉 임의로 계측된 카운트)는 이 식보다 벗어나는 통계적 요동이 발생된다. 따라서 위의 식으로부터 방사능은 통계적 평균치 또는 "참 평균치"라고 말할 수 있기 때문에 실제 측정에 있어서는 "측정 결과의 평균치"와는 차이가 있으며, 이것이 측정오차가 된다. 아래의 계수치를 붕괴수와 대응하고 있다고 생각하며, 이 문제를 고려한다.

측정시간 t가 반감기에 비해 매우 짧은 경우, t시간 내에 붕괴하는 수의 "참 평균치"(가장 정확한 붕괴수)를 M이라 하면

$$M = At = \lambda N t \tag{8-2}$$

로 된다. 그러나 실제에 t시간 내에 측정되는 붕괴원자의 수 "측정 평균치" m(그림 8-1에서는 $\bar{x}$에 해당한다.)은 반드시 M과 같다고는 할 수 없고, M에 가까운 값을 취하는 것을 알 수 있고, 어떤 값 M이 나올 확률 W_m은

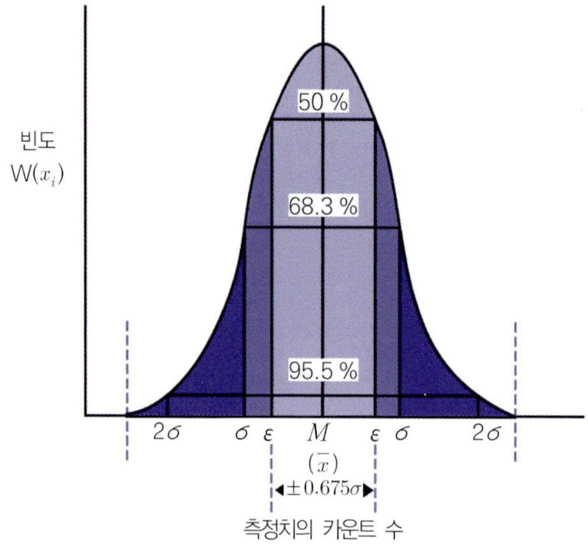

그림 8-1. Gauss 분포

$W(x)$는 카운트 수가 x_i의 값을 갖는 회수(확률), M은 가장 정확한 붕괴수, $\bar{x}$는 측정결과의 평균치, $\sigma=\pm\sqrt{\bar{x}}$를 나타낸다. 표준편차 σ, 2σ와 확률오차 ε의 값(면적값)은 68.3 %, 95.5 %와 50 %로 된다.

$$W_m = \frac{M^m}{m!} exp(-M) \tag{8-3}$$

로 되고, 이것은 포아슨분포라고 하며 비대칭적인 분포함수이다. 따라서 이 M의 값은 불명확하지만 참 평균치 M이 대단히 큰 경우에는 이 식으로부터 가우스분포의 식이 유도되기 때문에 근사치를 구하는 것이 가능하다. 한편, 실측을 반복하던가, 조건을 적당히 하는 것에 의해서 근사적으로 가우스분포를 얻는 것이 가능하기 때문에 이 경우에는 실제의 붕괴원자수 m'가 나올 확률은

$$W_m' = \frac{1}{\sqrt{2\pi M}} exp\left(-\frac{(M-m')^2}{2M}\right) \tag{8-4}$$

로 되고, 이 계수치의 분포를 분산하는 방법은 표준편차로서 수적인 취급이 가능하다.

$$\sigma = \sqrt{\sum_{M=0}^{\infty}(M-m')^2 W(m')} = \sqrt{M} \tag{8-5}$$

그러므로 이 경우는(참 평균치 M이 충분히 크기 때문에) $M=m'$로 취급하고, 표준편차 $\sigma=\sqrt{m'}$로 주어진다. 결국 1분간에 100 counts 되면 $\sigma=\sqrt{100}=10$, 10분간에 1,000 counts 되면 $\sigma=\sqrt{1000}/10$ = 3.2의 표준편차를 갖는 값이 가장 정확한 값(각각 100 ± 10 및 100 ± 3.2)으로 된다.

1) 계수치의 오차1)

1회의 측정으로 계수치 m이 얻어진 경우, 값의 정확한 정도를 가우스분포로서 표준편차를 생각하면, 이미 기술한 것과 같이 $m \pm \sqrt{M}$으로 된다. 그러나 단지 1회의 측정에서는 이 참 평균치 M은 물론 불명확하고, 보통 m은 M에 가까운 값이라고 생각하여 $m \pm \sqrt{m}$으로 된다. 그래서 그림 8-1에 나타낸 것과 같이 여러 회의 측정 중에 약 68.3%는 표준편차 σ내에 들어가고, 이것보다 큰 편차가 나타나는 빈도는 31.7%이다. 또한, 이 경우에 상대오차는 $\sqrt{m}/m = 1/\sqrt{m}$로 된다(측정치가 클수록 상대오차가 적다). 측정치 오차의 절대치가 1/2의 확률에서 그 값을 초과하도록 정해진 오차를 확률오차 ε라 말한다. 가우스분포에 있어서 표준편차 σ와의 관계는 ε =0.675 σ이다. 따라서 t분간의 계수치를 N, 단위시간의 평균계수율을 m cpm이라 하면

$$m = \frac{N}{t} \qquad \therefore\ m \pm \sigma = \frac{N}{t} \pm \frac{\sqrt{N}}{t} = m \pm \frac{\sqrt{m}}{t} \tag{8-6}$$

이며, 이 경우의 상대오차는

$$\frac{\sigma}{m} = \frac{\sqrt{\frac{m}{t}}}{m} = \frac{1}{\sqrt{mt}} = \frac{1}{\sqrt{N}} \tag{8-7}$$

상대확률오차는

$$\frac{\epsilon}{m} = \frac{0.675}{\sqrt{N}} \tag{8-8}$$

로 되고, 이것은 측정시간이 길어서 계수치를 크게 하면, 상대확률오차 및 표준편차는 적게 되는 것을 나타내고 있다.

2) Background의 취급

일반적으로 background라고 부르는 자연계수치는 우주선 이외에 주위 또는 장치의 재료 중에 포함된 미량방사성물질2)에 의한 것으로, 정확한 시료의 측정치 N을 구하려면 시료의 측정치 N_s로부터 자연계수치 N_b를 제하지 않으면 안된다. 그러나 각각의 측정치에 반드시 표준편차가 있기 때문에 N_s, N_b의 표준편차는 $\sqrt{N_s}$, $\sqrt{N_b}$로 되고, N은 다음 식으로 주어진다.

$$N \pm \sigma = (N_s - N_b) \pm \sqrt{N_s + N_b} \tag{8-9}$$

만약 t_1분간의 계수치를 N_1, t_2분간의 자연계수치를 N_2라 하면 정확한 참 계수율(즉, 이 경우는 1분간의 계수) $R \pm \sigma$는 다음 식으로 주어진다.

---

1) 시정수 τ sec, 계수율 n cps라 하면 계수율계의 계수오차 $\sigma = \frac{1}{\sqrt{2n\tau}} \times 100\,\%$이다.

2) 철 중에 포함된 ^{60}Co 및 차폐재료의 천연방사성물질에 있는 라듐 또는 납의 가공을 쉽게 하기 위하여 첨가된 antimon에서 ^{125}Sb가 검출되고 있다.

$$R \pm \sigma = \left(\frac{N_1}{t_1} - \frac{N_2}{t_2}\right) \pm \sqrt{\frac{N_1}{t_1^2} + \frac{N_2}{t_2^2}} \tag{8-10}$$

3. 실험기기 및 재료

GM계수장치, 베타선원(^{32}P, ^{90}Sr, ^{204}Tl 등)

4. 실험방법

(1) 자연계수를 1분간씩 100회 측정한다.

(2) 2,000~3,000 cpm 정도로 되도록 선원을 위치시키고, 1분간씩 100회 측정한다.

5. 실험결과 및 정리

(1) 자연계수의 측정에 대해서

[측정조건]

GM계수장치 : No. ______ , 사용전압 : _____ V

[측정결과]

실험회수	자연계수율 x_i	$\lvert x_i - \bar{x} \rvert$	$(x_i - \bar{x})^2$	$<\sigma_{\bar{x}} = \sqrt{\bar{x}}$	$<\varepsilon = 0.675\sigma_{\bar{x}}$
1					
2					
: :					
n					
$n = 100$	$\bar{x}$	$\sqrt{\bar{x}}$	$\sum_{i=1}^{n}(x_i - \bar{x})^2$	$\sigma_{\bar{x}}$보다 적은 회수	ε보다 적은 회수

매회의 카운트 수를 x_i로 하면 이 평균치는 $\bar{x}=\frac{1}{n}\sum_{i=1}^{n}x_i$, $n=100$이기 때문에 자연계수율의 평균치는 $\bar{x}=\frac{\sum x_i}{100}$로 된다. 또 그 표준편차는

$$\sigma_{\bar{x}}=\sqrt{\bar{x}}=\sqrt{\frac{\sum x_i}{100}} \tag{8-11}$$

로 구해진다. 따라서 구한 자연계수율(M)은

$$\bar{x}\pm\sigma_{\bar{x}}=\frac{\sum x_i}{100}\pm\sqrt{\bar{x}} \tag{8-12}$$

로 된다. 이것들의 측정에 있어서 각 회의 판독한 값은 위의 자연계수율 M의 값에 대한 매개변수이다. 이 매개변수의 정도는 매회의 카운트 수가 적기 때문에(매회 10~30정도) 비대칭의 포아슨분포로 되고, 1회만의 측정에서는 취급하지 않는 것을 알 수 있다.

이 자연계수율 M은 각 회의 판독한 값의 평균치 $\bar{}$ 에 가까운 것으로 생각하여 포아슨분포로 한다면, 이 매개변수의 정도는 편차의 자승에 평균의 평방근으로서 나타나기 때문에 실제의 분포에서는 다음과 같이 된다.

$$\sigma_t=\sqrt{\frac{1}{n-1}\sum_{i=1}^{n}(x_i-\bar{x})^2} \tag{8-13}$$

이것은 이론치 $\sigma_t \fallingdotseq \sqrt{\bar{x}}$에 대응한다. 따라서 양자의 수치를 비교하여 너무 차이가 큰 경우, 이 원인은 통계적 요동 이외의 측정기 등에 의한 것이라고 생각하고, 잘못된 계수의 원인과 부근에 어떤 방사선원의 영향 등을 검토해야 할 것이다.

다음으로 각 회의 평균치로부터 벗어난 절대치 $|x-\bar{x}|$를 평균치 $\bar{x}$의 표준편차 $\sigma_{\bar{x}}=\sqrt{\bar{x}}$보다 적은 회수를 구하는 총회수 n에 대하여 비율을 구한다. 이론치는 68.3 %로 될 것이다. 특히 확률오차 ε로부터의 차이, 즉 $|x-\bar{x}|$가 $\varepsilon(=0.675\sigma_{\bar{x}})$보다 적은 경우의 비율을 구하면 이론치는 50 %로 될 것이다.

측정결과로 부터

$\bar{x}=$ ______ , $\sigma_{\bar{x}}=$ ______ , $\sigma_t=$ ______ , $\epsilon=$ ______

로 되고, 이것으로 부터 측정결과는 통계적 요동의 범위내로 보아야 하는가를 고찰한다. 또한 사용된 GM계수장치는 자연계수율 = _____ ± _____ cpm 이다.

(2) 선원의 측정에 대해서

[측정조건]

GM계수장치 : No.______ , 사용전압 : ______ V, 선원: _____

[측정결과]

측정치를 20 cpm 정도로 분포 그래프를 묘사하고, 그래프의 눈금에 의해 면적을 구하며, 표준편차 $\sigma(\sigma_{\bar{x}})$와 확률오차 ε의 값(면적값)을 비교하여 계산치 σ는 약 68 %, ε는 약 50 %정도로 되는 가를 조사한다(그림 8-1, 8-2 참조).

그림 8-2에서 $\sigma = \sqrt{\bar{x}}$, $\epsilon = 0.675 \times \sigma$으로부터

표준편차(σ) 내에 포함된 면적의 전체에 대한 비율 : _____%

확률오차(ε) 내에 포함된 면적의 전체에 대한 비율 : _____%

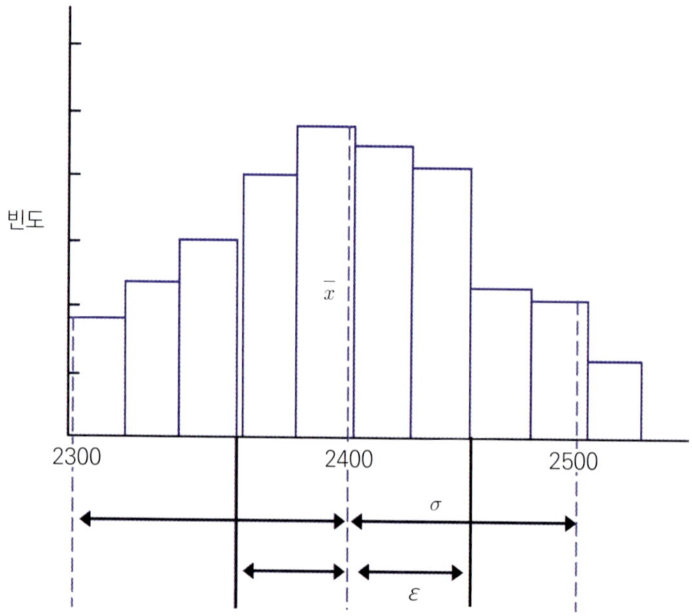

그림 8-2. 그래프의 눈금에 의해 표준편차와 확률오차를 구하는 방법

실 험 보 고 서

<table>
<tr><td>성 명</td><td></td><td>학 번</td><td></td><td rowspan="2">평가
점수</td><td rowspan="2"></td></tr>
<tr><td>학 번</td><td></td><td>조</td><td></td></tr>
<tr><td>기 압</td><td></td><td>온 도</td><td></td><td rowspan="2">지도교수
확인</td><td rowspan="2"></td></tr>
<tr><td>습 도</td><td></td><td>실습일</td><td></td></tr>
</table>

1. 실험제목

방사능 계수치의 통계적 처리

2. 실험목적

3. 실험기기 및 재료

4. 실험방법

5. 실험결과

6. 검토 및 고찰

실험 9 방사능계측에서 최적 계수시간의 결정

1. 실험목적

계수치의 통계적 처리에 있어서 자연계수의 영향에 대해서 고찰하고, 실제의 측정에 있어서 시료와 자연계수 측정시간을 어떻게 하면 통계적으로 가장 효과적으로 계수할 수 있는 가를 생각한다.

2. 실험이론

계수의 측정치는 보통 $n/t \pm \sqrt{n}/t$로 쓸 수 있다. 계수시간 t을 길게 하고, 계수 n를 크게 하면 표준편차의 $\sqrt{n}$도 증가하지만 n에 대한 비율 $\sqrt{n}/n$은 감소하므로 측정치의 신뢰도는 $\sqrt{t}$에 비례하여 크게 된다.

예를 들면 t_b분간의 자연계수치가 n_b, 시료를 넣은 경우에 t_a분간에 n_a로 되었다고 하면, 시료의 진계수율은

$$\left(\frac{n_a}{t_a}-\frac{n_b}{t_b}\right)\pm\left(\frac{n_a}{{t_a}^2}+\frac{n_b}{{t_b}^2}\right)^{1/2} \tag{9-1}$$

로 주어진다.

일정시간 내로 되게 하고, 높은 정도를 얻기 위해서 측정시간을

$$\frac{t_a}{t_b}=\left(\frac{n_a}{t_a}/\frac{n_b}{t_b}\right)^{1/2}=(r_a/r_b)^{1/2} \tag{9-2}$$

로 되도록 하면 좋다. 즉, 측정시간을 각각의 계수율(r_a, r_b) 평방근에 비례하여 계산하면 좋게 된다.

[예] 시료의 계수율이 4,000 cpm, 자연계수는 40 cpm 일 때, 4000/40 = 100

$$t_a/t_b=\sqrt{100}=10$$

에 의해서 이 경우 측정오차를 최소로 하는 가장 효과적인 측정시간은 시료의 측정시간을 자연계수측정시간의 10배로 하는 것이다.

3. 실험기기 및 재료

GM계수장치, 약 500 cpm 정도의 베타선원

4. 실험방법

(1) 시료를 적당한 위치에 두고, 1분, 3분, 5분, 10분간 측정한다.

(2) 시료를 제거한 후 1분간의 자연계수치를 측정한다.

5. 실험결과 및 정리

[측정조건]

GM계수장치 : No.______, 사용전압 :______V, 시료: _______

[측정결과]

측정시간 (t_a)	**계수치** (n_a)	**계수율** **cpm**(r_a)	**진계수율** **cpm**(r_s)	**전측정시간** (t)
1분			±	2분
3분			±	4분
5분			±	6분
10분			±	11분
background(r_b) _____ (1분)				

[예] 시료의 계수율이 5분 측정에서 50 cpm, 자연계수치는 4분간 측정에서 24 cpm 이였다면 이 경우의 표준편차 σ는

$$\sigma = \sqrt{r_a/t_a + r_b/t_b} = \sqrt{50/5 + 24/4} = 4$$

따라서, 이 시료의 진계수율은 26 ± 4 cpm으로 된다.

1) 시료의 측정시간을 증가시키면 표준편차 σ가 감소되는 이유는?

2) 위의 4가지 측정시간 중에서 가장 효과적인 측정시간은?

3) 전 측정시간 t를 6분으로 하면 위 시료의 계측과 자연계수의 가장 효과적인 배분시간은 얼마인가?

자연계수 측정시간(t_b) : ____분, 시료 측정시간(t_a) : ____분, 전 측정시간(t) : 6분

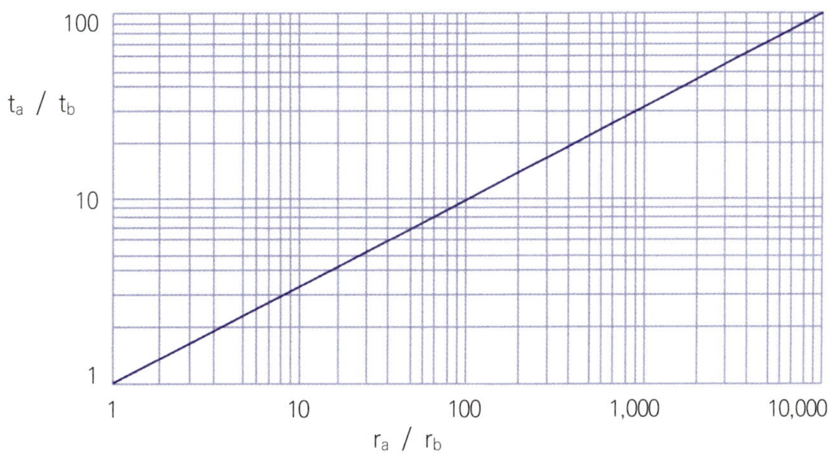

그림 9-1. 계수시간의 가장 효과적인 배분

실 험 보 고 서

성 명		학 번		평가 점수	
학 번		조			
기 압		온 도		지도교수 확인	
습 도		실습일			

1. 실험제목

방사능계측에서 최적 계수시간의 결정

2. 실험목적

3. 실험기기 및 재료

4. 실험방법

5. 실험결과

6. 검토 및 고찰

실험 10 안개상자를 이용한 알파선 측정

1. 실험목적

방사선의 형체를 눈으로 볼 수가 없으므로 기체를 통과할 때 그 통로에 따라서 나타난 비적을 통해 방사선을 관찰할 수가 있다. 안개상자의 여러 가지 원리를 이해하고 비적의 굵기와 길이를 비교하여 알파입자, 베타입자를 구별할 수 있다.

2. 실험이론

안개상자를 이용한 실험은 1924년 알파입자가 질소와 부딪혀 산소 원자핵과 양성자로 변환하는 러더퍼드의 원자핵 실험(그림 10-1)과 1932년 전자와 양성자의 곡선운동(그림 10-2)을 하는 폴 디랙의 양전자 존재설을 입증하기 위해 칼 앤더슨이 안개상자를 사용하였다.

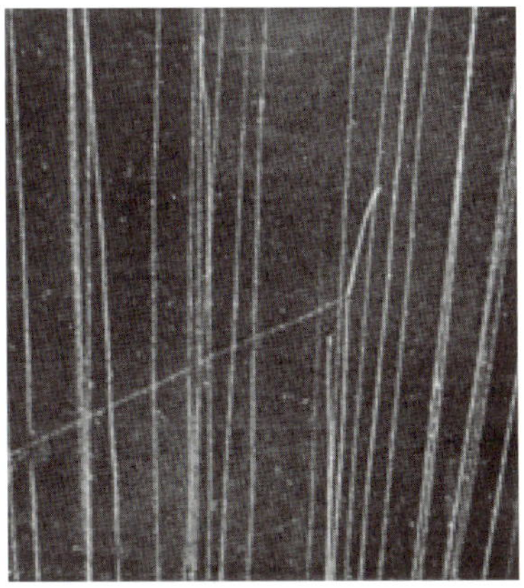

그림 10-1. 러더퍼드의 원자핵 실험

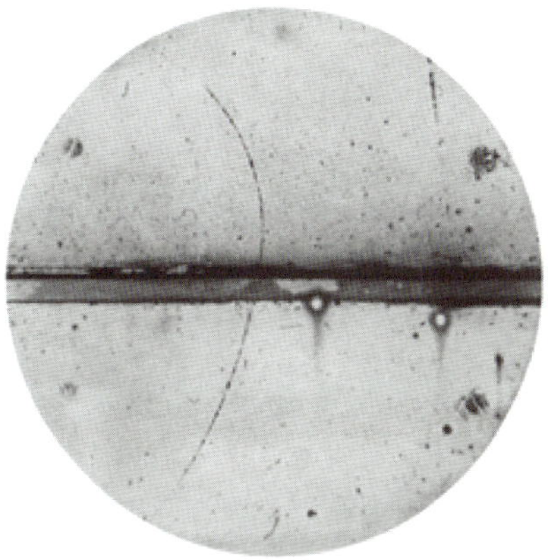

그림 10-2. 칼 앤더슨의 양전자 존재 실험

과포화 즉 기체의 온도 기울기를 이용한 과냉각된 물 또는 알코올 증기가 담긴 밀봉된 상자를 안개상자라고 한다. 특히 입자가 통과되면 언제든지 비적이 보이도록 한 상자를 확산 안개상자이다. 과포화된 증기는 이온과 만나 응결되고 이 반응을 통해 안개상자 안에 작은 액체 방울이 형성되고 액체방울이 모여 액체 구름을 만든다. 액체 구름 내부에 알파입자와 베타입자가 자신의 이동 경로에 따라 이온들이 생성되기 때문에 이동경로의 흔적으로 알 수 있다. 알파입자는 굵고 곧은 편이며, 베타입자는 가늘고 다중산란의 형태로 보인다.

3. 실험기기 및 재료

(1) 확산형 안개상자(Diffusion Cloud Chamber MI49104)

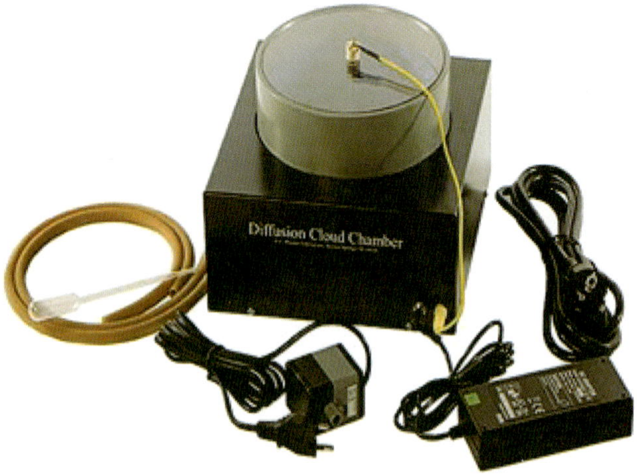

(2) Ethyl alcohol(99.5%)과 spoid

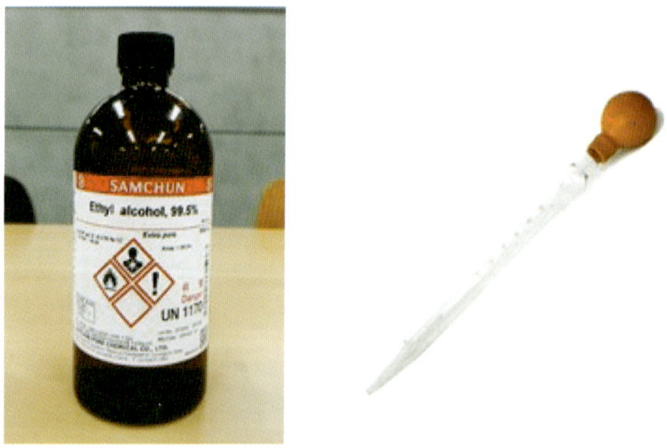

(3) Needle Source(210Pb)

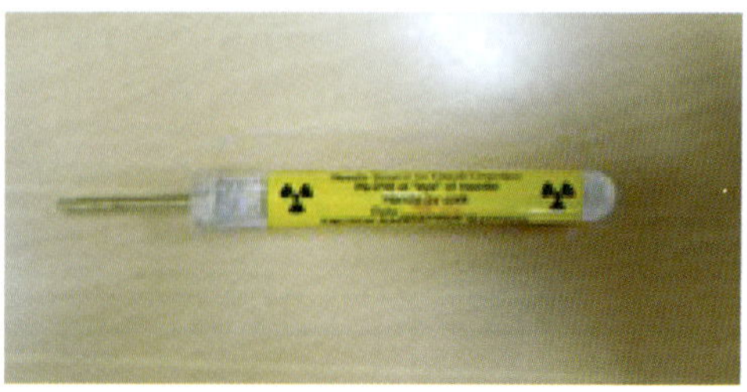

(4) 얼음상자, 얼음, 물 등

4. 실험방법

(1) Ethyl alcohol(99.5%)을 spoid에 담아 확산형 안개상자 내에 있는 부직포에 충분히 적셔 두고 밀봉한다.

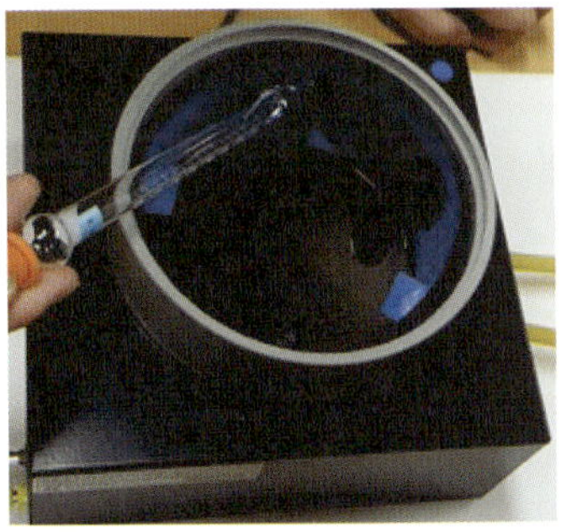

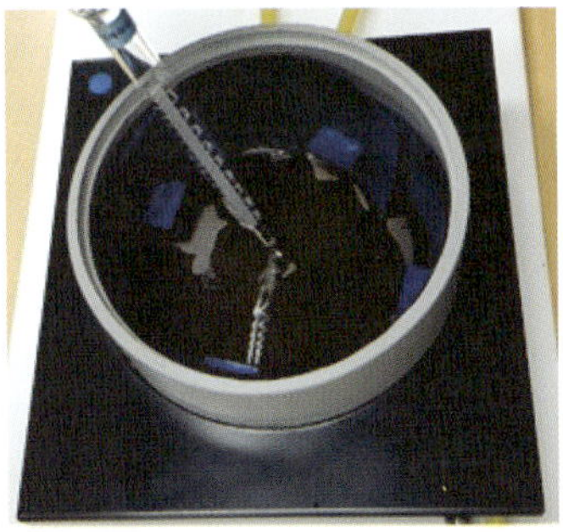

(2) 얼음과 물을 얼음상자에 넣고 물순환 펌프를 얼음상자 내부에 넣어둔다.

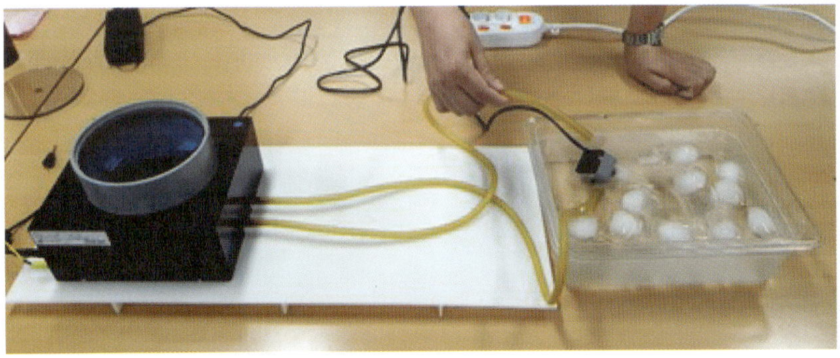

(3) 전원을 공급하여 차가운 물을 확산형 안개상자 아래쪽에 5~20분 정도 순환하여 과포화 상태를 만든다.

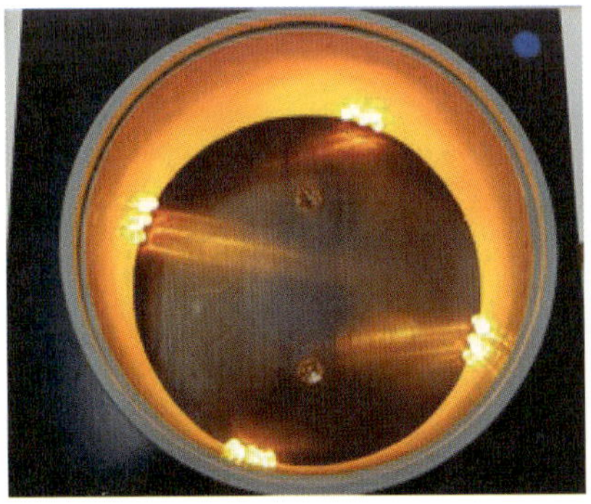

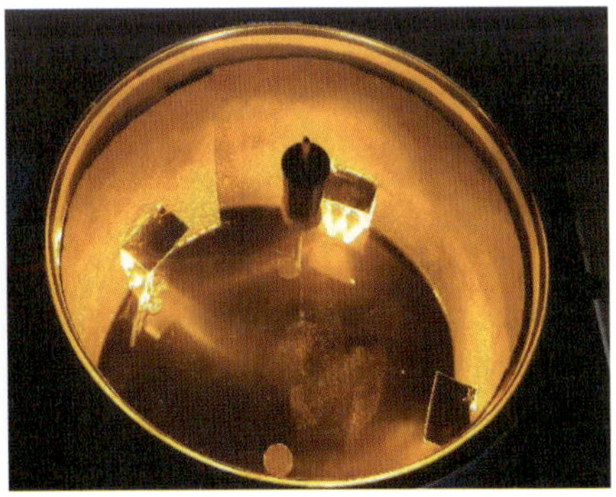

(4) Needle Source(^{210}Pb)를 삽입하여 알파입자와 베타입자의 흔적을 구별한다.

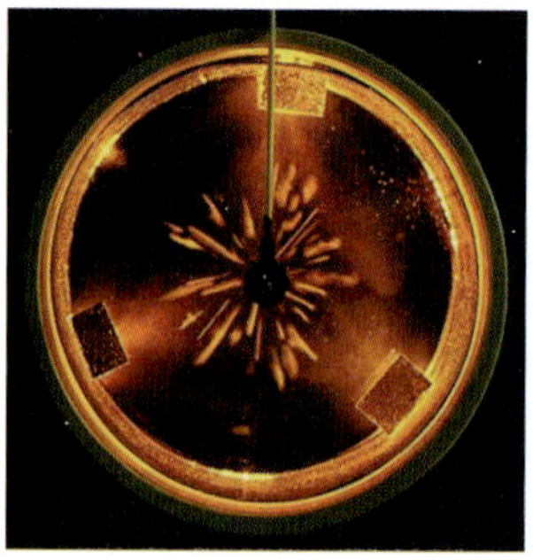
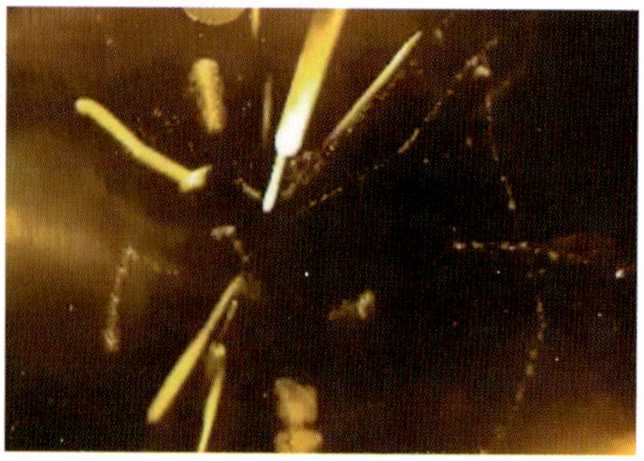

5. 실험결과

(1) 직선형태의 비적은 알파입자의 이동한 흔적이고, 거미줄 모양의 가는 다중산란의 비적들은 베타입자가 이동한 흔적이다.

(2) 전자기파 감마선은 이온들과 반응하지 않기 때문에 안개상자를 통해 비적을 관찰할 수 없다. 하지만 감마선에 의한 콤프턴 산란으로 생기는 베타선(전자) 비적을 관찰할 수 있다.

6. 검토 및 고찰

(1) 알파입자 베타입자의 발생원에 대하여 검토한다.
(2) 알파입자와 베타입자의 물질과의 상호작용 현상을 고찰한다.
(3) 자연방사선과 인공방사선의 차이점을 고찰한다.
(4) 자연방사선에 의한 사람의 연간 피폭선량을 검토한다.
(5) 알파선, 베타선, 감마선의 투과력, 비정, 전하량 등의 차이점을 고찰한다.

실 험 보 고 서

<table>
<tr><td>성 명</td><td></td><td>학 번</td><td></td><td rowspan="2">평가
점수</td><td rowspan="2"></td></tr>
<tr><td>학 번</td><td></td><td>조</td><td></td></tr>
<tr><td>기 압</td><td></td><td>온 도</td><td></td><td rowspan="2">지도교수
확인</td><td rowspan="2"></td></tr>
<tr><td>습 도</td><td></td><td>실습일</td><td></td></tr>
</table>

1. 실험제목

안개상자를 이용한 알파선 측정

2. 실험목적

3. 실험기기 및 재료

4. 실험방법

5. 실험결과

6. 검토 및 고찰

실험 11 알파선의 비정 측정

1. 실험목적

알파선의 에너지에 따른 공기 중에서 알파선의 비정을 측정하고 알파선의 특징을 이해한다.

2. 실험이론

입자방사선 중 전기적 성질을 가진 하전입자방사선이 물질에 입사되었을 때 물질 내에서 진행하며 물질과의 충돌로 인하여 에너지를 잃게 되고 결국 더 이상 진행하지 않게 된다. 이와 같이 입자방사선이 가진 에너지를 모두 잃으며 더 이상 진행하지 않게 되는 범위를 비정이라고 하고 이 비정은 입자방사선의 종류와 에너지 그리고 입사된 물질의 종류에 따른 의존성을 가진다.

일반적으로 이와 같은 에너지손실은 사실상 이동경로 중 구간에 따라 다를 수 있으나 에너지 손실 자체는 연속적으로 발생된다고 가정하며 동일한 초기에너지를 가진 동일한 종류의 하전입자방사선이 동일한 물질에 입사되면 비정은 특정한 값을 가지게 된다고 할 수 있다.

알파입자는 헬륨에서 전자를 제외한 헬륨이온 즉 헬륨원자핵으로 두 개의 양성자와 두 개의 중성자로 구성되어 있다. 방사성동위원소로부터 방출되는 알파선은 단일에너지 스펙트럼으로 대부분 3~8 MeV 사이의 에너지를 가진다. 다른 종류의 방사선에 비하여 높은 저지능으로 전리시키는 힘이 높지만 투과력은 매우 낮다.

알파선의 에너지와 비정의 관계는 근사적으로 아래 식과 같이 표현될 수 있다.

$$E \cong R + 1.5 \qquad (11\text{-}1)$$

E는 MeV 단위의 알파선의 에너지이며 R은 cm 단위의 비정이다.

본 실험에서는 GM 계수관을 이용하여 공기 중 알파선의 비정을 측정해보고 대략적인 알파선의 에너지를 알아본다.

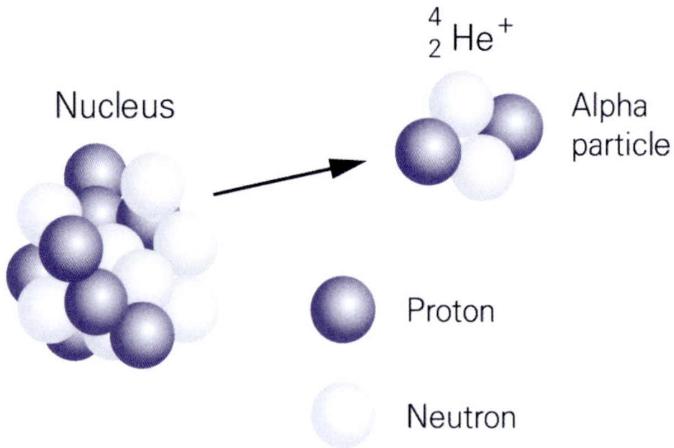

그림 11-1. 알파입자의 방출

3. 실험기기 및 재료

GM 계수장치, 방사선원(^{210}Po 알파방출선원)

4. 실험방법

(1) GM 계수장치의 동작전압을 설정하고 적절한 preset time을 설정한다.
(2) 선원 없이 background를 측정한다.
(3) 선원을 검출기와 가능한 가장 가깝게 위치시켜 계수율을 측정한다.
(4) 선원의 위치를 검출기로부터 점점멀리 이동시키며 측정한다. 가능한 이동 범위를 짧게 설정한다. 예를 들어 1 cm 이하로 대략 5 mm 간격으로 이동하면서 측정한다.
(5) 측정값이 background와 비슷하게 나올 때 까지 거리를 이동하면서 측정한다.
(6) 각 위치에서 측정된 값을 기록한다.
(7) 분해시간 또는 불감시간과 background를 고려한 교정된 계수율을 각각 계산하여 기입한다.
(8) 교정된 값을 이용하여 그래프를 그린다(그림 11-2와 유사한 그래프가 그려짐).

표 11-1. 알파 선원으로부터의 계수율 측정결과

거리 (mm)	계수율(cpm) (교정 전)	계수율(cpm) (교정 후)	계산된 계수율(cpm)
5			
10			
15			
20			
25			
30			
35			
40			
45			
50			

5. 실험결과 및 정리

(1) 측정된 결과에서 갑자기 측정값이 감소(fall off) 되는 곳을 확인한다. 예를 들어 수천 cpm이 측정되고 있었으나 다음 위치에서 수십 cpm으로 낮아지는 구간을 찾는다.

(2) background를 고려하여 더 이상 값이 나타나지 않는 거리를 계산한다.

(3) 이때 계산된 거리를 비정으로 가정한다.

(4) 비정에 식 (11-1)을 적용하여 에너지를 계산한다. 이때 계산된 에너지 값은 측정값과 실제 값 사이의 백분율 오차를 고려하지 않은 것임을 참고하여야 한다.

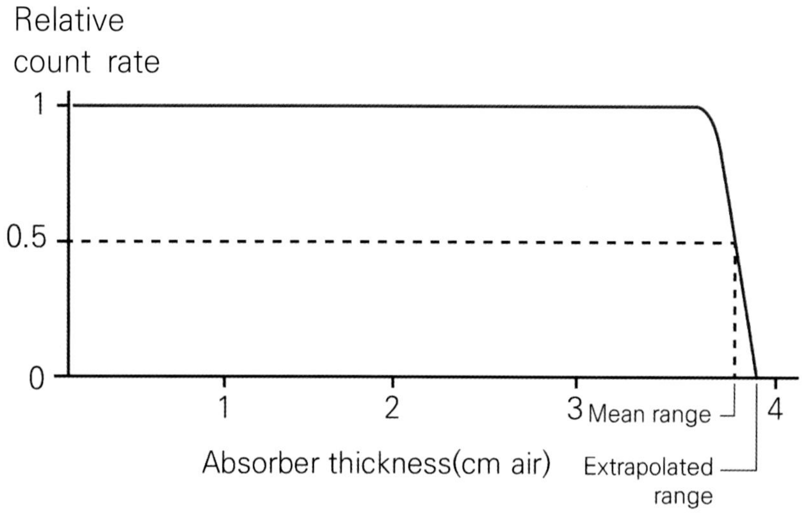

그림 11-2. 알파선의 비정

6. 검토 및 고찰

(1) 측정된 자료를 이용하여 측정값의 drop-off가 측정된 비정임을 알 수 있다.

(2) 8 MeV의 에너지를 가진 알파선이 방출되는 선원으로부터 얼마나 떨어져 있어야 알파선이 닿지 않는 거리가 될지 생각해보자. 대략 알파선 에너지에 따른 공기 중 비정을 고려하였을 때 7.5 cm 이상은 되어야 하며 이 비정 값들이 어디까지나 평균적인 자료라는 것을 고려하였을 때 9.0 cm 이상은 되어야 한다고 할 수 있다.

(3) 측정된 값들은 GM 계수장치를 이용한 것이므로 사실상 백분율 오차가 높은 편이며 이는 당연한 것이다. 이 실험으로 측정한 공기 중 비정 값이 이론상의 값과 차이가 있는 것은 예상된 부분이므로 실제 비정은 측정값보다 좀 더 길다고 보아야 한다.

실 험 보 고 서

성 명		학 번		평가 점수	
학 번		조			
기 압		온 도		지도교수 확인	
습 도		실습일			

1. 실험제목

알파선의 비정 측정

2. 실험목적

3. 실험기기 및 재료

4. 실험방법

5. 실험결과

6. 검토 및 고찰

실험 12 GM계수관의 plateau 측정

1. 실험목적

GM계수관의 plateau 특성곡선을 측정한 후 plateau 영역에서 동작전압을 결정하고, GM계수관의 계수율 특성을 이해한다.

2. 실험이론

어느 지점에 방사선원을 두고, GM계수관의 인가전압을 증가시키면 방전시작전압에서 계수를 시작하고, 그 후 계수율은 급격하게 증가를 보이며 약간의 경사를 갖는 평탄부에 도달한다. 인가전압을 증가시켜도 계수율이 거의 일정한 이 영역을 plateau라 한다. 그리고 더욱더 인가전압을 증가시키면 연속방전영역으로 되고, 계수율은 급격하게 증가한다. 이것을 그림으로 나타내면 그림 12-1과 같으며 이를 plateau 특성곡선이라고 한다.

일반적으로 잘 사용되는 Ar 100 mmHg, 알코올 등의 유기다원자 기체 10 mmHg를 충전시킨 자기소멸형 GM계수관에서는 plateau의 길이는 200 V에서 300 V정도이며, 경사는 100 V에 대해서 5 % 이내이다.

Plateau 특성은 plateau의 길이와 plateau의 경사(%/100V)로 표현된다. 그림 12-1에서 계수관에서 최초로 펄스를 나타내는 최저전압을 방전시작전압(starting voltage, V_s), 인가전압이 높아져 펄스의 진폭이 파고선별준위(discriminator level, 판별전압)보다 커져 계수가 시작되는 전압을 문턱전압(threshold voltage, V_t)이라 하며, 인가전압이 더욱더 증가하여 plateau가 끝나는 전압을 상한전압(upper limit voltage, V_u)이라 한다. 따라서 plateau의 길이는 $V_u - V_t$로 구할 수 있고, plateau의 경사는 그림 12-1에서 문턱전압 V_t에서의 계수율을 R_1, 상한전압 V_u에서의 계수율을 R_2라고 하면 다음 식으로 계산할 수 있다.

$$\frac{\dfrac{(R_2 - R_1)}{(R_1 + R_2)/2} \times 100}{V_u - V_t} \times 100\% = \qquad [\%/100\,V] \qquad (12\text{-}1)$$

또한, GM계수관을 사용할 때 실제 인가하는 전압을 동작전압(operating voltage, V_o)이라 하며, 이것은 관의 수명을 연장하고 안정된 계수를 하기 위해 가급적 낮게 하는 것이 좋으므로 시동전압으로부터 plateau 길이의 1/4 ~ 1/3정도 되는 곳을 설정하여 사용하는 것이 바람직하다.

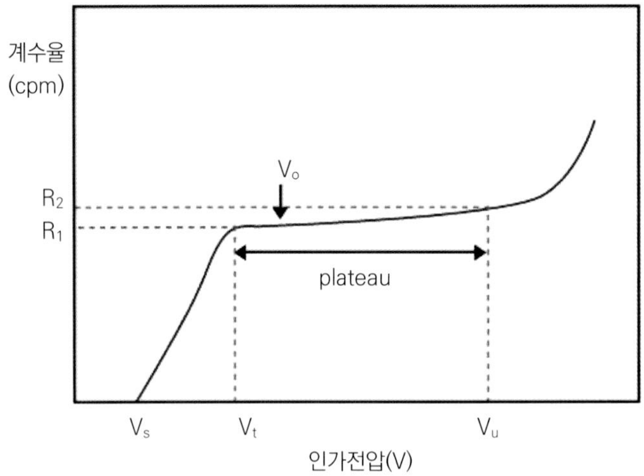

그림 12-1. GM계수관의 plateau 특성곡선

3. 실험기기 및 재료

(1) GM계수관장치 : GM계수관, 측정지지대, 고전압전원, 계수기, 타이머 등으로 구성되어 있다. 타이머가 없으면 stopwatch나 손목시계를 이용한다.

(2) 베타선원 : ^{210}Pb(RaDE), U_3O_8 또는 ^{90}Sr-^{90}Y.

4. 실험방법

(1) GM계수관 고전압조정용 손잡이가 최저 위치로 되었는지를 확인하고 전원 스위치를 넣는다.

(2) 측정지지대에 베타선원을 위치시킨다.

(3) 인가전압을 조금씩 높혀 방전시작전압으로 스피커가 울리기 시작하면 계수기의 계수를 시작한다. 이 때의 계수율(cpm)을 측정한다.

(4) 더욱 더 인가전압을 높이면 plateau에 도달하며 계수율은 급격히 증가한다.

(5) Plateau에 도달하면 인가전압을 20 V 또는 25 V 간격으로 측정하며, 측정할 때마다 그래프 용지의 횡축에 인가전압, 종축에 계수율로 기록한다. 그리고 각 전압에서 1 % 이상의 정밀도로 측정하기 위해서는 전계수가 10,000 counts 이상이 되도록 측정시간을 계산하여 계수율을 측정한다.

(6) Plateau 영역이 끝나면 GM계수관은 연속방전영역이 되어 급경사의 기울기로 계수율이 증가되기 때문에 곧바로 전압을 최저위치까지 내리고 측정을 종료한다.

5. 실험결과

(1) 측정한 결과를 그래프용지에 나타내어 통계적 오차 범위 내에서 평활한 곡선을 묘사하여 plateau 특성곡선을 결정한다.
(2) Plateau 특성곡선으로부터 plateau의 길이를 구한다.
(3) Plateau의 경사(%/100 V)를 구하기 위해서는 식 (12-1)로 계산한다.
(4) GM계수관의 동작전압을 결정하며 일반적으로 plateau 길이의 하단으로부터 1/4지점과 1/3지점의 범위내에서 선택하는 것이 적당하다. 그리고 새로 구입한 GM계수관은 검사성적서에 기록되어 있는 동작전압과 이 실험에서 구한 동작전압과는 크게 차이가 나지 않는 것이 일반적이다.

6. 검토 및 고찰

(1) 설정된 동작전압은 측정일과 동작전압을 기록하여 GM probe 등에 붙여두면 GM계수관 장치의 사용에 편리하다.
(2) GM계수관에는 수명이 있고 수명의 끝이 가까워지면 plateau가 짧게 되고 동시에 기울기가 크게 된다. 이 때문에 plateau의 측정은 정기적으로 시행하고 성능이 저하된 GM계수관은 새로운 것으로 교체하며, 이때 새로운 plateau 특성곡선을 작성하여 동작전압을 결정한다.
(3) GM계수관에 plateau를 초과한 인가전압을 가하면 연속방전을 발생시키고 GM계수관의 수명이 단축됨과 함께 성능을 저하시키므로 충분한 주의가 필요하다.
(4) 선원의 방사능이 클 경우 GM계수관은 질식현상이 발생되어 계수되지 않을 수 있기 때문에 선원의 GM계수관에 대한 기하학적효율을 적게 하던지 또는 방사능이 적은 선원으로 교체한다.
(5) GM계수관의 수명에 대하여 고찰한다.

실 험 보 고 서

성 명		학 번		평가 점수	
학 번		조			
기 압		온 도		지도교수 확인	
습 도		실습일			

1. 실험제목

GM계수관의 plateau 측정

2. 실험목적

3. 실험기기 및 재료

4. 실험방법

5. 실험결과

6. 검토 및 고찰

실험 13 GM계수관의 분해시간 측정

1. 실험목적

GM계수장치는 GM계수관과 계수장치에 의해 분해시간이 결정되므로 방사능이 큰 선원의 계수율 측정에서는 계수 손실이 발생되므로 참 계수율을 얻기 위해서는 측정치에 대한 보정이 필요하다. 따라서 본 실험에서는 2선원법에 의한 분해시간을 측정하고자 한다.

2. 실험이론

실험에서 측정한 계수율을 n, 참 계수율을 N, 분해시간을 τ라 하면 단위시간당 분해시간의 비율은 $n\tau$이다. 따라서 계수 가능한 확률은 $1-n\tau$이며, 이것을 참계수율 N에 곱한 것이 측정치 n이 된다.

이상으로 부터 $n=N(1-n\tau)$ 이므로

$$N=\frac{n}{1-n\tau} \tag{13-1}$$

이 얻어진다.

동일 핵종의 거의 비슷한 계수율을 나타내는 2개의 선원 중에서 선원 A를 측정한 계수율을 n_A, 선원 B를 측정한 계수율을 n_B, 그리고 2개의 선원 A, B를 합해 동시에 측정한 계수율을 n_{AB}, 이때 각각의 참계수율은 N_A, N_B, N_{AB} 로 한다. 또한 측정에서 얻어진 자연계수율을 n_b, 이때 참계수율을 N_b로 하여, 식 (13-1)의 우변에 분모, 분자에 $(1+n\tau)$를 곱하면

$$N=\frac{n+n^2\tau}{1-n^2\tau^2} \tag{13-2}$$

로 되고, n이 작으면 $N=n+n^2\tau$가 된다. 따라서

$N_A=n_A+n_A^2\tau-n_b$ -------- ①

$N_B=n_B+n_B^2\tau-n_b$ -------- ②

$N_{AB}=n_{AB}+n_{AB}^2\tau-n_b$ -------- ③

$N_{AB}=N_A+N_B$ -------- ④

의 연립방정식을 풀면 ①에서 ④번을 이용하여 $N_{AB}-N_B=n_A+n_A^2\tau-n_b$가 되며, ②, ③을 대입

하여 분해시간 τ는 다음 식으로 된다.

$$\tau = \frac{n_A + n_B - n_{AB} - n_b}{n_{AB}^2 - n_A^2 - n_B^2} \tag{13-3}$$

3. 실험기기 및 재료

(1) GM계수관장치

(2) 베타선원 2개 : 계수율이 1분당 10,000~15,000 counts 정도 되는 것. 단, 각각의 계수율 차이는 10% 이내로 되는 것을 이용하며 선원을 직접 제작해도 좋지만 그림 13-1에 나타낸 것과 같이 반원판상의 아크릴수지 중에 ^{90}Sr-^{90}Y선원을 매입한 것이 판매되고 있다 (모형은 선원이 들어 있지 않다).

4. 실험방법

(1) 계수율 측정 10분전에 전원 스위치를 넣고 고전압조정용 손잡이를 동작전압으로 설정한다.

(2) 선원 A와 모형을 계수하여 계수율 n_A(cpm)를 얻는다.

(3) 선원 A를 움직이지 않도록 하여 모형을 선원 B로 교체하여 계수율 n_{AB} (cpm)를 얻는다.

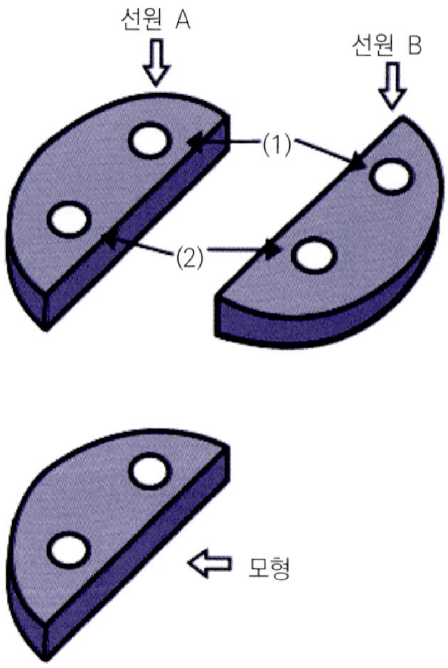

그림 13-1. 직경 25 mm, 두께 6 mm의 반원판상의 선원과 모형
작은 구멍(1)과 (2)의 중간위치의 내부에 선원이 있음.

(4) 선원 B를 움직이지 않도록 하고 선원 A를 모형으로 교체하여 계수율 n_B(cpm)를 얻는다.
(5) 마지막으로 선원 B와 모형을 제거하고 자연계수율 n_b(cpm)를 얻는다.
(6) 측정시간은 통계오차와 실험시간을 고려하여 n_A, n_B, n_b의 측정에는 각 10분간, n_{AB}의 측정에는 15~20분간이 적당하다.

5. 실험결과

각 선원을 측정한 계수율 n_A, n_B, n_{AB}, n_b를 식 (13-3)에 대입하여 분해시간 τ를 계산한다.

6. 검토 및 고찰

(1) 일반적으로 사용되고 있는 아르곤과 유기다원자 기체를 봉입한 자기소멸형 GM계수관은 동작전압과 관계가 있지만 분해시간은 200 μsec정도이며, 이 값보다 크게 벗어난 경우는 실험에 문제가 있는지를 생각해서 측정을 반복한다.
(2) 모형을 이용하는 것은 각 선원에서의 산란을 같은 정도로 하기 위한 것이다.
(3) GM계수관의 분해시간은 인가전압에 의존하고 일반적으로 전압이 높으면 작게 되는 경향이 있다. 시간적 여유가 있으면 전압과 분해시간과의 관계를 조사한다.
(4) GM계수관의 출력펄스 파형을 관측하여 사진으로 찍고 불감시간과 회복시간을 시간 눈금으로부터 판독할 수 있으며 변별전압을 측정하면 분해시간도 알 수 있다. 일반적으로 분해시간은 불감시간에 가까운 값을 갖는다.

실 험 보 고 서

성 명		학 번		평가 점수	
학 번		조			
기 압		온 도		지도교수 확인	
습 도		실습일			

1. 실험제목

GM계수관의 분해시간 측정

2. 실험목적

3. 실험기기 및 재료

4. 실험방법

5. 실험결과

6. 검토 및 고찰

실험 14 베타선과 감마선에 대한 GM 계수관의 검출효율 측정

1. 실험목적

베타선과 감마선에 대한 GM 계수관의 검출효율을 결정하고, 이들 방사선에 대한 Al 흡수체의 차폐효과를 고찰 및 감쇠를 이해한다.

2. 실험이론

방사선은 선원으로부터 등방향으로 방출되므로 어떤 방사선은 GM 계수관 내부로 입사되지 않거나 GM 계수관의 유효체적 내부로 입사된 경우에도 반응하지 않는다면 방사선의 출력신호가 생성되지 않으므로 모든 방사선을 검출할 수 없다. 그러므로 단위 시간당 검출기에서 측정된 방사선의 수를 단위 시간당 선원에서 방출된 방사선의 수로 나눈 값으로 검출기의 효율(ε)을 보정하여야 한다.

$$\epsilon = \frac{n}{A} \tag{14-1}$$

여기서, A는 방사능(dps), n은 계수율(cps)이다. 효율을 알고 있을 때, 실측에서 획득한 계수율을 이용하여 방사능을 계산할 수 있다.

$$A = \frac{n}{\epsilon} \tag{14-2}$$

효율은 기하학적 보정인자, 선원의 자기흡수 보정인자, 선원의 후방산란 보정인자, 검출기의 창과 공기에 의한 흡수 보정인자, 계수관의 검출효율, 불감시간 보정인자, 다중계수 보정인자 등에 의존한다. (식 14-1)에서 백그라운드를 고려하면, 알파입자와 베타입자에 대한 검출효율을 다음 식으로 계산할 수 있다.

$$\epsilon = \frac{n_s - n_b}{A} \tag{14-3}$$

여기서, n_s는 선원의 계수율, n_b는 백그라운드 계수율이다. 그리고 감마선에 대한 효율은 다음 식으로 계산할 수 있다.

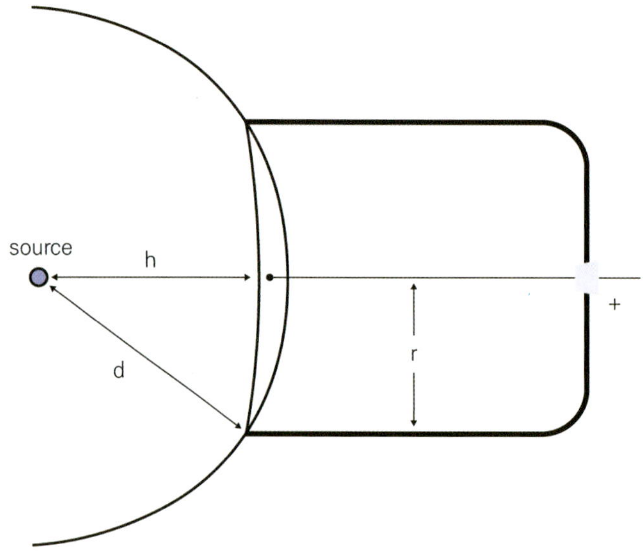

그림 14-1. GM 계수관과 선원의 기하학적 배치

$$\epsilon = \frac{n_s - n_b}{A \cdot Y_s} \tag{14-4}$$

여기서, Y_s는 감마선의 방출분율이다.

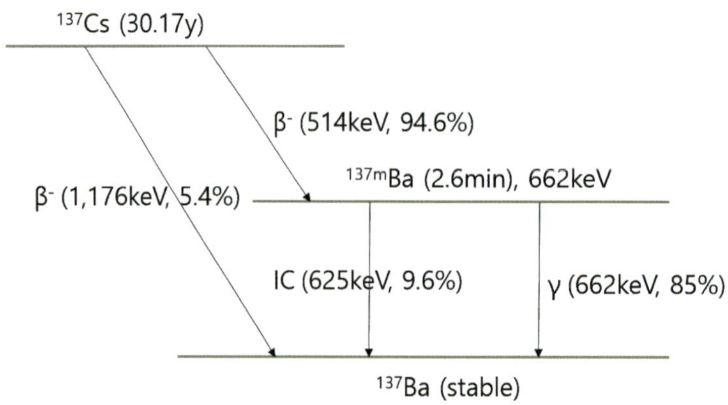

그림 14-2. ^{137}Cs의 붕괴도식

3. 실험기기 및 재료

(1) GM 계수장치 시스템 및 선원 지지대

(2) 선원 : ^{90}Sr, ^{137}Cs 밀봉선원

(3) 흡수체 : Al, Cu

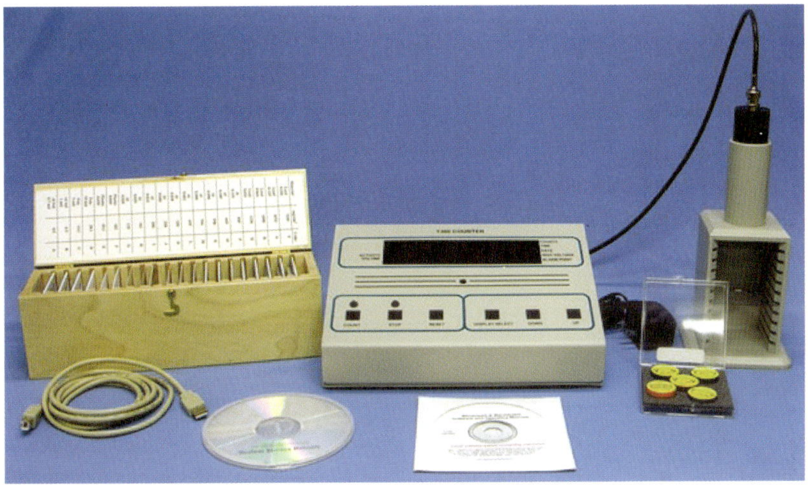

그림 14-3. GM 계수관과 선원

4. 실험방법

(1) 그림 14-3과 같이 준비하여 GM 계수장치의 전원을 올린 다음, 동작전압을 설정한다.

(2) 타이머의 시간 간격을 3분으로 설정한 후, 백그라운드를 측정하고 결과를 기록한다.

(3) GM 계수관 입사창으로부터 2 cm 거리에 베타선원(^{90}Sr)을 놓아 두고, 타이머의 시간 간격을 1분으로 설정한 후, 3회 반복 측정하고 결과를 기록한다.

(4) 계수관 입사창으로부터 2 cm 거리에 감마선원(^{137}Cs)을 놓아두고, 타이머의 시간 간격을 1분으로 설정한 후, 3회 반복 측정하고 그 결과를 data sheet 두 번째 표의 'gamma+beta' 행에 기록한다.

(5) GM 계수관 입사창과 선원 사이에 1mm 두께의 Cu 흡수체를 설치하고, 타이머의 시간 간격을 1분으로 설정한 후, 3회 반복 측정하고 그 결과를 'gamma only' 행에 기록한다.

(6) 'gamma+beta'에서 'gamma only'를 차감하여 'beta only'를 계산한다.

(7) 각 선원의 기준일자의 방사능을 점검한 후, 선원의 현재 방사능을 계산한다.

$$A = A_0 e^{-\lambda t} \qquad (14\text{-}5)$$

여기서, A_0는 기준일자의 방사능(Bq), λ는 붕괴상수(s^{-1}), t는 시간이다.

(8) 계산된 평균 순계수율과 방사능을 비교하여 베타선과 감마선에 대한 GM 계수관의 검출효율을 계산한다.

5. 실험결과

(1) GM 계수관의 동작전압을 나타낸다.
(2) 방사성핵종 및 기준방사능과 현재 방사능을 계산한다.
(3) 백그라운드 계수와 선원의 계수율을 나타낸다.
(4) 방사성핵종인 베타선원(^{90}Sr)과 베타와 감마선원(^{137}Cs)의 계수율, 평균계수율, 순계수율 그리고 효율을 작성한다.

· GM 계수관의 동작전압 : ______________ (V)

· 방사성핵종 및 방사능

방사성핵종	반감기(y)	기준방사능(Bq)	기준일자 (년, 월, 일)	현재방사능(Bq)
^{90}Sr	28.74			
^{137}Cs	30.17			

· 백그라운드 : ______________ counts (______________) cps

표 14-1 베타선과 감마선에 대한 GM 계수관의 검출효율 측정 결과

<table>
<tr><th colspan="2">방사성핵종</th><th>계수율
(cpm)</th><th>평균계수율
(cpm)</th><th>평균계수율
(cps)</th><th>순계수율
(cps)
-백그라운드보정</th><th>효율(%)</th></tr>
<tr><td colspan="2" rowspan="3">^{90}Sr</td><td></td><td rowspan="3"></td><td rowspan="3"></td><td rowspan="3"></td><td rowspan="3"></td></tr>
<tr><td></td></tr>
<tr><td></td></tr>
<tr><td rowspan="9">^{137}Cs</td><td rowspan="3">Gamma
+
Beta</td><td></td><td rowspan="3"></td><td rowspan="3"></td><td rowspan="3"></td><td rowspan="3"></td></tr>
<tr><td></td></tr>
<tr><td></td></tr>
<tr><td rowspan="3">Gamma
only</td><td></td><td rowspan="3"></td><td rowspan="3"></td><td rowspan="3"></td><td rowspan="3"></td></tr>
<tr><td></td></tr>
<tr><td></td></tr>
<tr><td rowspan="3">Beta
only</td><td></td><td rowspan="3"></td><td rowspan="3"></td><td rowspan="3"></td><td rowspan="3"></td></tr>
<tr><td></td></tr>
<tr><td></td></tr>
</table>

6. 검토 및 고찰

(1) 제작된 기준방사능의 경과한 시점에서 현재 방사능의 계산이 정확한지 확인한다.

(2) GM 계수관의 입사창의 면적, 선원을 중심으로 구의 표면적을 이용하여 베타입자의 수와 효율을 확인한다.

실 험 보 고 서

<table>
<tr><td>성 명</td><td></td><td>학 번</td><td></td><td rowspan="2">평가
점수</td><td rowspan="2"></td></tr>
<tr><td>학 번</td><td></td><td>조</td><td></td></tr>
<tr><td>기 압</td><td></td><td>온 도</td><td></td><td rowspan="2">지도교수
확인</td><td rowspan="2"></td></tr>
<tr><td>습 도</td><td></td><td>실습일</td><td></td></tr>
</table>

1. 실험제목

베타선과 감마선에 대한 GM 계수관의 검출효율 측정

2. 실험목적

3. 실험기기 및 재료

4. 실험방법

5. 실험결과

6. 검토 및 고찰

실험 15 반감기의 측정

1. 실험목적

방사성동위원소의 중요한 성질의 하나인 방사능의 반감기를 측정하고 붕괴의 실제를 파악하여 핵종 결정 등의 응용을 이해하고자 한다.

2. 실험이론

선원의 붕괴율은 시간 t 또는 0에 있어서 $-dN/dt$: $(-dN/dt)_{t=0}$이지만 이것은 각각의 시간에서 계수율 A, A_0에 비례하기 때문에 λ를 붕괴상수라 하면 다음 식이 얻어진다.

$$A = A_0 e^{-\lambda t} \tag{15-1}$$

따라서, 붕괴율의 대수치 $\log A$를 시간에 대하여 그래프를 나타내면 직선관계가 얻어지고 이 감쇠곡선의 기울기로부터 선원의 반감기를 구한다. 여기에서 각 측정점에서 측정한 양은 방사성동위원소의 원자수는 아니고 붕괴율 dN/dt인 점에 주의한다.

3. 실험기기 및 재료

GM계수관장치, 선원(베타선원으로 ^{54}Mn 등의 단독핵종 및 ^{64}Cu, ^{61}Cu 등의 반감기가 다른 원소의 혼재 핵종).

4. 실험방법

(1) ^{90}Sr 등 장반감기의 선원을 이용하여 최소 1시간 정도의 계측결과로부터 장치의 장시간 안정도를 확인하며 안정도의 지표에는 표준편차 값을 이용한다.

(2) 기하학적 조건을 동일하게 한 후 자연계수의 변동을 측정한다.

(3) 시료를 적당한 시간간격으로 측정하고 경과시간에 대한 계수율을 기록한 후 그래프를 그린다. 모든 측정이 종료할 때까지 시료의 위치와 그 외의 설정조건이 변하지 않도록 주의한다.

(4) 모든 측정시간의 기준은 단독핵종의 경우에는 최초의 계수율이 1/10로 될 때까지의 시간 또는 예상된 반감기의 2~3배이며, 혼재핵종의 경우는 적어도 최초의 계수율에 대하여 1/50 정도로 될 때까지의 시간이 필요하다.

5. 실험결과

(1) 측정시간, 계수시간, 계수율, 자연계수율을 표로 정리한다.

(2) 각 측정점에서의 계수율로부터 자연계수율을 빼고 얻어진 계수율을 경과시간에 대하여 대수로 눈금된 종축에 나타낸다.

(3) 얻어진 직선에서 계수율이 최초의 1/2로 될 때까지의 경과시간을 구하여 반감기($T_{1/2}$)로 한다.

(4) 다음 식으로부터 붕괴상수(λ)를 구한다.

$$\lambda = \frac{0.693}{T_{1/2}} \tag{15-2}$$

(5) 반감기가 다른 혼재핵종의 경우에 각각의 반감기는 그림 15-1과 같이 구한다. 즉

① 측정된 감쇠곡선 1)의 아래쪽의 부분에 따라서 직선 2)를 그리고, 이것에 의해 혼재핵종 내의 장반감기를 구한다.

② 위의 ①에서 구한 직선 2)와 측정에 의한 감쇠곡선 1)과의 계수율 차를 적당한 각 시점에 두고, 이 값을 같은 대수축에 대응하는 시점에 나타내어 얻어진 직선 3)으로부터 단반감기를 구한다.

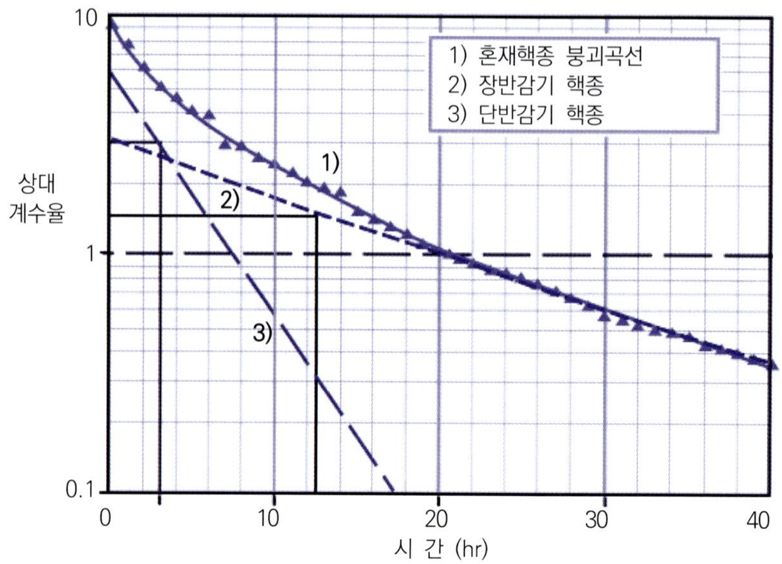

그림 15-1. 혼재핵종 시료(^{64}Cu, ^{61}Cu)의 방사능 감쇠곡선의 해석

6. 검토 및 고찰

(1) 측정된 감쇠곡선에서 표준편차에 의한 오차의 폭을 각 측정점에 기입하고 반감기 측정에 미치는 영향을 검토한다.

(2) 실제 반감기와 실험한 결과의 반감기를 비교하여 편차가 크게 되면 그 원인을 고찰한다.

(3) $-dN/dt$는 순간의 붕괴율을 규정하는 것이지만 실제 측정단위시간은 어느 정도의 시간이 소요된다. 따라서 이것으로부터 계수시간의 결정방법에 대하여 고찰한다.

(4) 핵종 중에서 매우 반감기가 길거나 짧은 경우는 본 실험의 방법을 적용할 수 없다. 그러면 어떠한 방법이 있는 지를 생각해본다.

(5) 평균수명과 반감기와의 관계를 고찰한다.

실 험 보 고 서

<table>
<tr><td>성 명</td><td></td><td>학 번</td><td></td><td rowspan="2">평가
점수</td><td rowspan="2"></td></tr>
<tr><td>학 번</td><td></td><td>조</td><td></td></tr>
<tr><td>기 압</td><td></td><td>온 도</td><td></td><td rowspan="2">지도교수
확인</td><td rowspan="2"></td></tr>
<tr><td>습 도</td><td></td><td>실습일</td><td></td></tr>
</table>

1. 실험제목

반감기의 측정

2. 실험목적

3. 실험기기 및 재료

4. 실험방법

5. 실험결과

6. 검토 및 고찰

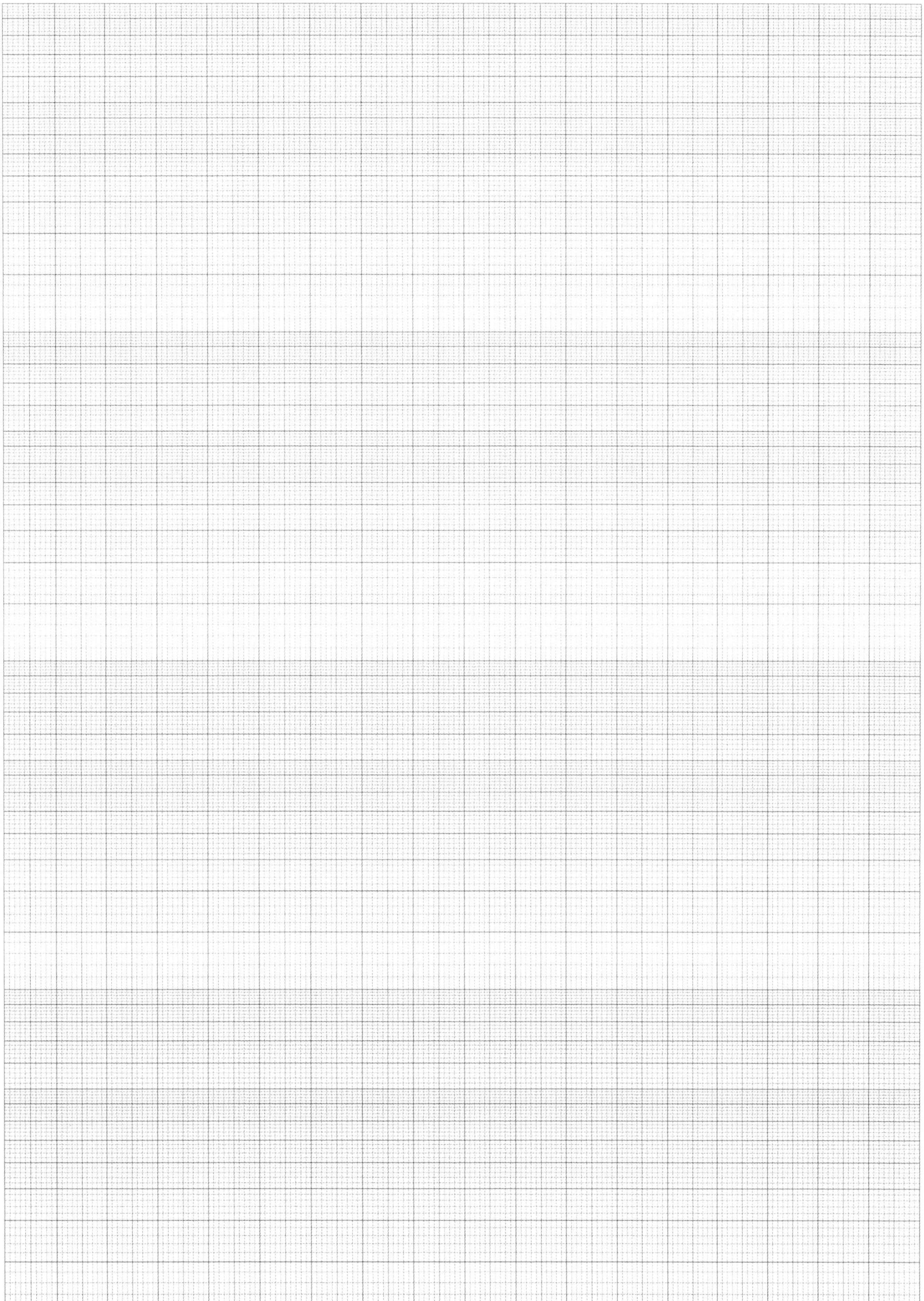

실험 16 공간선량률 분포의 측정

Ⅰ. 실험목적

방사선 관리구역를 설정하기 위하여 공간선량률, 누설선량 및 산란선량 등의 측정은 시설의 법적 규제상 또는 방사선작업종사자의 피폭선량의 추정상 반드시 필요하다. 따라서 공간선량률 분포의 측정 방법을 습득하고 아울러 거리역자승법칙과 측정기의 교정 등에 대해서 이해한다.

Ⅱ. 실험이론

휴대형 공간선량률의 측정에는 전리함식 surveymeter, GM관식 surveymeter, NaI(Tl) scintillation식 surveymeter 등이 이용되고 있다. 이러한 측정기는 (a)감도특성, (b)에너지의존성, (c)방향의존성, (d)선량의존성, (e)선량률의존성 등의 특성을 갖고 있다. 그러므로 공간선량률의 측정에는 방사선의 에너지 강도와 기하학적 조건을 충분히 고려하여 측정기를 선택할 필요가 있다. 예를 들면, 200 keV 이하의 에너지에 대한 감도 특성은 NaI(Tl) scintillation식이 가장 감도가 좋고, GM관식, 전리함식의 순으로 낮으며, 에너지의존성은 전리함식이 가장 좋으며 GM관식, scintillation식의 순으로 크다.

Surveymeter의 교정에는 표준선량계와 비교하는 방법과 감마선 표준선원을 이용하는 방법이 있으며, 후자는 다음 식으로 구한다.

$$I = \frac{\Gamma \cdot Q}{D^2} \qquad (16\text{-}1)$$

여기에서, I : 조사선량률[$C kg^{-1} \cdot hr^{-1}$], Q : 표준선원의 방사능[Bq], D : 선원으로부터의 거리[m], Γ : 37 GBq의 선원으로부터 1 m의 점에 있어서 조사선량률[$C kg^{-1} \cdot hr^{-1}$]로서 $^{226}Ra = 2.13 \times 10^{-4}$, $^{60}Co = 3.41 \times 10^{-4}$, $^{137}Cs = 0.85 \times 10^{-4}$이다.

감마선의 조사선량률 I는 식 (16-1)과 같이 거리역자승법칙에 의해서 감약된다. 그러므로 이 식에 의해 계산된 참값으로부터 각 surveymeter의 교정상수 K(=참값/지시치)를 구할 수 있다.

실험 16.1 Surveymeter의 교정

16.1.1 실험기기 및 재료

Surveymeter(전리함식, GM관식, scintillation식), 표준선원으로 ^{226}Ra, ^{60}Co, ^{137}Cs 등(0.37 ~ 1.85 GBq), 납 블럭, 줄자 등

16.1.2 실험방법

(1) 산란선의 영향을 가능한 적게 하기 위해서 넓은 공간을 확보하여 바닥에서 높이 90 cm 정도의 위치에 감마선원을 고정하던지 또는 막대기 위에 고정시킨다. 그리고 이용선속의 방향을 결정한 후 이용선속 외에는 방사선방호를 위해 선량률을 낮게 할 필요가 있으므로 그림 16-1과 같이 납 블럭으로 차폐한다.

(2) 표준선원의 위치로부터 수평의 일직선상으로 0.5, 1, 2, …, 10 m와 선원강도에 대해서 적당한 측정점을 결정한다.

(3) 자연계수율을 측정한 후 표준선원을 설치한다.

(4) 일직선상으로 선원의 높이에 검출기를 위치시키고 방사선측정기의 방향을 변화시켜 방향 의존성을 확인한다.

(5) (2)에서 결정한 측정점에서 측정기를 선원의 높이로 하고 또한 선속과 수평으로 유지하여 선량률을 측정한다.

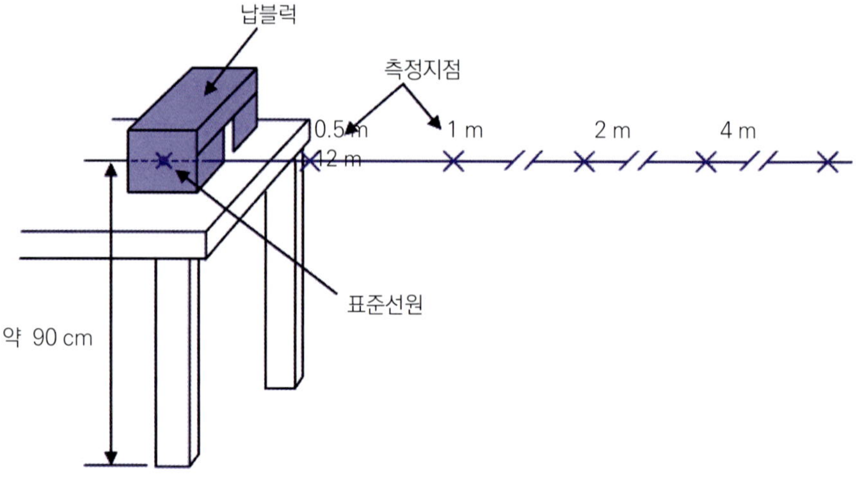

그림 16-1. Surveymeter 교정 시 표준선원과 측정법

16.1.3 실험결과

각 거리에서 실험한 측정치를 log-log 용지의 x축에 선원으로부터의 거리, y축에 각 range마다의 측정치를 취하고 직선성을 조사하며 오차 및 교정상수를 구한다(직선성이 좋지 않는 경우는 그래프 용지의 x축에 측정치, y축에 참값의 선량률을 각 range마다 취하여 교정곡선을 구한다).

16.1.4 주의사항

(1) 측정점에서 선량률이 높을 경우는 피폭선량에 주의한다(방호복, 포켓선량계 등의 착용).

(2) 방사선측정기의 시정수에 대하여 주의한다.

16.1.5 검토 및 고찰

(1) 검출기 전면의 위치를 측정점으로 하면 측정거리에 의한 오차가 발생된다. 따라서 이것을 제거하기 위해 거리역자승법칙이 성립하는 실효측정중심에 대해서 검토한다(그림 16-2).

(2) 전리함식 surveymeter의 지시치의 오차는 최대눈금의 10 % 이내이며, 선질 특성은 교정상수가 0.7 ~ 1.3의 범위에서 교정상수의 중심치에 대하여 ± 15 % 이내로 해야 한다. 그리고 GM관식, scintillation식에 대해서도 조사한다.

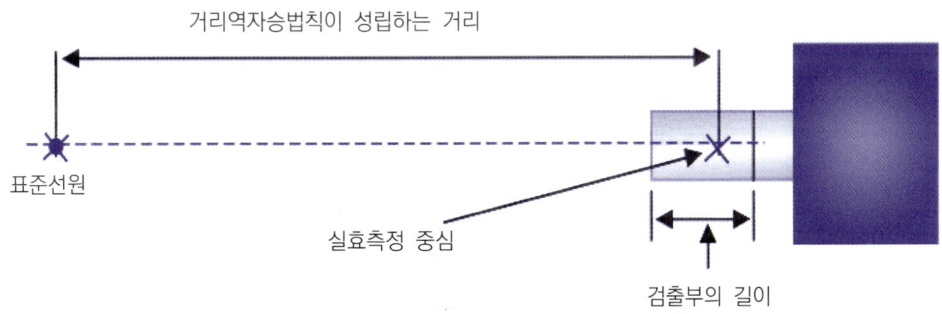

그림 16-2. 실효측정 중심의 결정

실험 16.2 공간선량(률)의 측정

16.2.1 실험기기 및 재료

이동형 엑스선발생장치, 각종 surveymeter 또는 고감도의 전리함[Capintec, Model PR-18(공기 1,800 ml)]선량계, 전리함 지지대, 인체 또는 아크릴 팬텀, 줄자 등.

16.2.2 실험방법

(1) 이동형 엑스선발생장치를 이용하여 촬영부위는 abdomen supine A-P position으로 병실촬영을 가정하여 병실용 침대 위에 두께 15 cm의 acryl을 둔 상태에서 엑스선 조사조건은 80 kVp, 20 mAs, 조사야 30 × 30 cm^2, 초점-피사체간 거리를 100 cm로 설정한다.

(2) 엑스선 촬영시에 발생하는 공간선량을 여러 지점에서 동시에 측정할 수 없으므로 각 측정지점에서 측정할 때마다 동일한 촬영조건이 유지되도록 한다.

(3) 공간선량측정은 측정값이 미소선량이기 때문에 고감도의 전리함을 이용한다. 그리고 수평분포 측정지점은 그림 16-3과 같이 수직으로 입사하는 엑스선을 중심으로 환자가 누운 면을 수평면으로 하여 30 °간격으로 반경을 50 cm 씩 증가시키면서 측정한다. 또한 수직분포 측정지점은 그림 16-4와 같이 바닥으로부터 약 90 cm 높이에 누운 환자를 중심으로 수직면내에서 30 °간격으로 반경을 50 cm 씩 증가시키면서 측정한다.

(4) 측정치를 이용하여 등선량곡선을 작성한 후 피사체 중심으로부터 공간선량분포를 얻어 환자 및 방사선작업종사자에 대한 피폭선량을 추정한다.

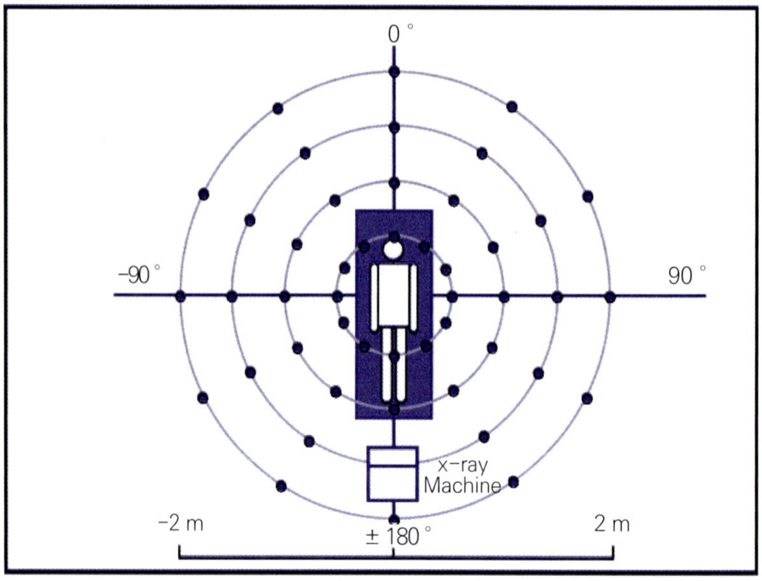

그림 16-3. 수평면상에서의 공간선량(률) 측정지점

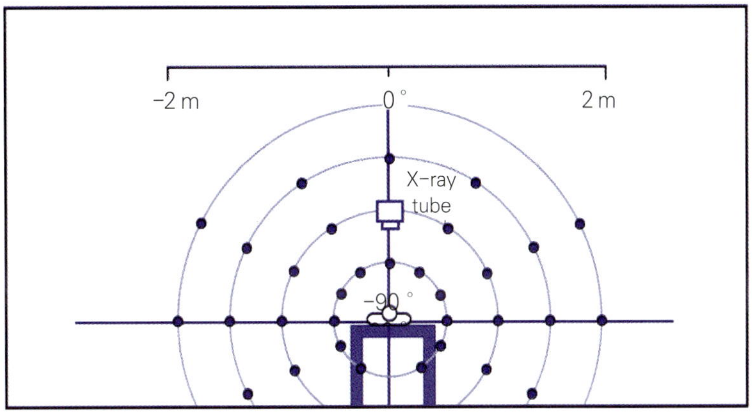

그림 16-4. 수직면상에서의 공간선량(률) 측정지점

16.2.3 실험결과

(1) 엑스선촬영과 동시에 그림 16-3과 16-4와 같이 수평면 및 수직면상의 각 측정지점에서 공간선량(률)을 측정한 결과를 표 16-1과 16-2에 나타낸다.

(2) 각 측정지점에서의 측정값을 이용하여 공간선량 분포를 얻기 위하여 그림 16-5와 16-6과 같이 등선량곡선을 작성한다.

(3) 수평면상의 측정 결과는 병실환자의 양측면 거리에 해당하는 ±90°방향에서 공간선량이 증가하며 2 m 이상의 거리에는 산란엑스선이 매우 적어 background로 나타난다.

표 16-1 수평면상의 공간선량(률) 측정 결과

엑스선발생장치 : ______________ 측정기 : ______________

관전압 : ______kVp 관전류 × 조사시간 : ______mAs 조사야 : ______cm^2

측정거리 (cm) / 측정방향	50	100	150	200	250	300	측정거리 (cm) / 측정방향	50	100	150	200	250	300
+0 °							+180 °						
+30 °							-150 °						
+60 °							-120 °						
+90 °							-90 °						
+120 °							-60 °						
+150 °							-30 °						

표 16-2 수직면상의 공간선량(률) 측정 결과

엑스선발생장치 : ____________________ 측정기 : ____________________

관전압 : ______kVp 관전류 × 조사시간 : ______mAs 조사야 : ______cm^2

측정거리 (cm) / 측정방향	50	100	150	200	250	300	측정거리 (cm) / 측정방향	50	100	150	200	250	300
+0°							-150°						
+30°							-120°						
+60°							-90°						
+90°							-60°						
+120°							-30°						
+150°													

16.2.4 주의사항

(1) 공간선량(률)을 측정하는 사람은 반드시 방호복을 착용한다.
(2) 실험하기 전에 측정 요령을 숙지하고 또한 연습한 후에 신속히 측정할 수 있도록 한다.
(3) 공간선량(률) 측정시에는 측정기를 조사야의 중심으로 향하도록 한다.

16.2.5 검토 및 고찰

(1) 공간선량(률)은 조사야 면적이 증가할 경우 등선량곡선은 어떻게 변화하는지 검토한다.
(2) 엑스선촬영시 조사조건의 변화에서 특히 관전압이 증가할 경우 등선량곡선은 어떻게 변화하는지 검토한다.
(3) 엑스선촬영시 피사체의 종류와 두께에 따라 공간선량분포가 어떻게 변화하는지 검토한다.
(4) 이동형 엑스선촬영, 일반촬영, 투시촬영 등에서 공간선량(률)분포를 고찰한다.

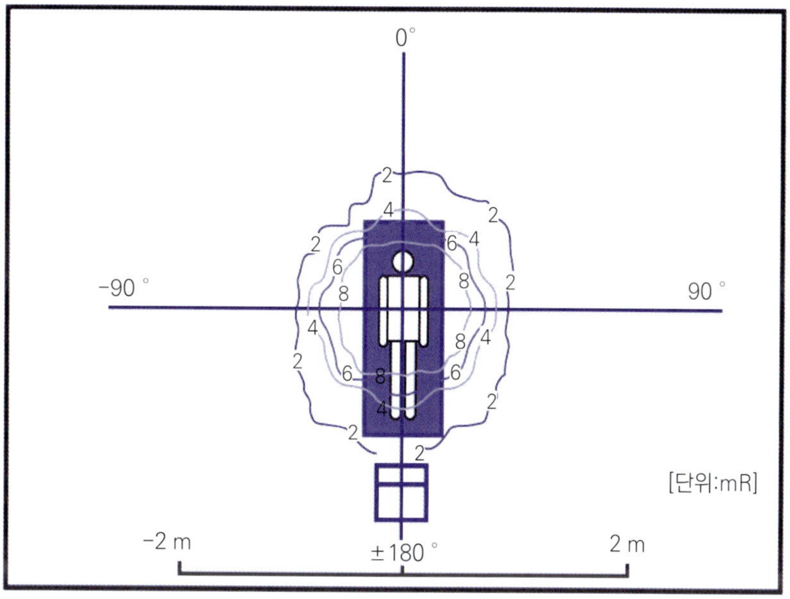

그림 16-5. 수평면상에서의 등선량곡선 작성의 예

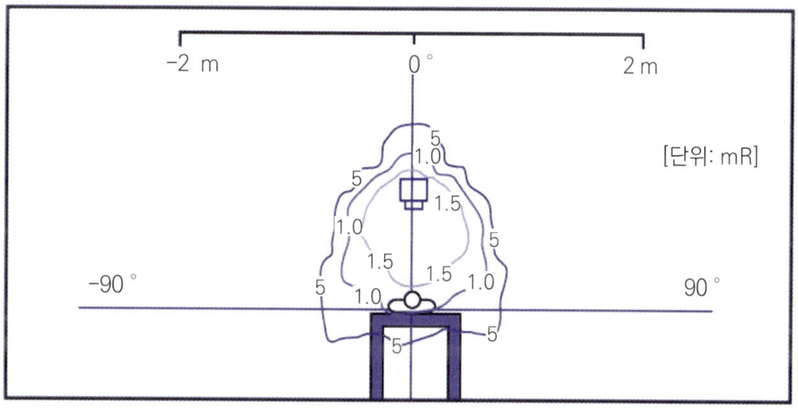

그림 16-6. 수직면상에서의 등선량곡선 작성의 예

실 험 보 고 서

성 명		학 번		평가 점수	
학 번		조			
기 압		온 도		지도교수 확인	
습 도		실습일			

1. 실험제목

공간선량률 분포의 측정

2. 실험목적

3. 실험기기 및 재료

4. 실험방법

5. 실험결과

6. 검토 및 고찰

실험 17 방사선 세기의 거리역자승 법칙

1. 실험목적

방사선원에서 방출되는 방사선의 세기가 선원으로부터의 거리 제곱에 반비례함을 실험으로 이해한다.

2. 실험이론

방사선을 방출하는 선원이 점등방선원의 형태를 가지는 경우에 선원으로부터의 거리가 멀어짐에 따라 그 강도는 감소하게 되며 이는 멀어진 거리의 제곱의 역수만큼 감소되는 거리역자승의 법칙(inverse square law)이 성립한다.

거리역자승 법칙은 선원과 검출기 사이의 거리를 두 배로 늘리면 방사선의 세기(intensity)는 4분의 1로 감소한다는 것이며 거리를 세 배로 늘리면 그 강도는 9분의 1로 감소한다는 것이다.

이를 좀 더 쉽고 가시적으로 표현하면 선원과 검출기 사이의 거리가 두 배로 증가하게 되면 방사선입자(광자)들 사이의 거리가 두 배가 되면서 단위면적 당 분포하게 되는 입자(광자)들의 수는 4분의 1로 감소하게 된다는 것이다. 결과적으로 GM 계수장치의 측정을 위한 입사창을 선원으로부터 거리 d만큼 변화시키면 방사선의 강도는 $1/d^2$로 감소된다.

수학적으로 표현하면 방사선의 강도 I는 거리 d의 제곱에 반비례하므로 $I \propto \frac{1}{d^2}$가 성립되며 여기에 비례상수 k를 적용하여 다음과 같은 식으로 표현할 수 있다.

$$I = k\frac{1}{d^2} \tag{17-1}$$

앞서 이야기한 것처럼 방사선원이 점등방선원이라고 가정하였을 때 거리 d만큼 떨어진 곳에서는 구의 표면과 같은 형태로 방사선이 분포하게 되며 거리 d가 커질수록 구 표면의 단위면적당 지나가는 방사선의 개수는 거리의 제곱 만큼으로 감소하게 된다.

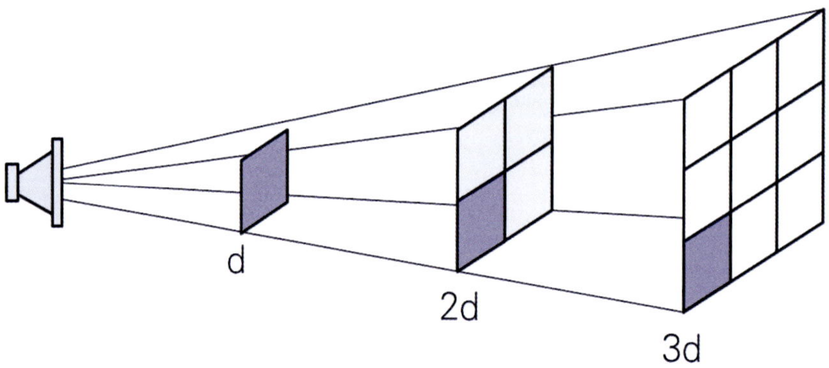

그림 17-1. 거리에 따른 단위면적 내의 방사선 개수의 감소

그림 17-1처럼 선원의 강도를 S라고 하였을 때 거리 d만큼 떨어진 곳의 단위 면적 내에서의 방사선의 세기 I는 다음 식과 같다.

$$I = \frac{S}{4\pi d^2} \tag{17-2}$$

이러한 거리역자승 법칙의 예로 중력, 전기장, 빛, 소리 등의 세기가 거리의 증가되는 만큼의 제곱의 반비례로 줄어드는 것을 들 수 있다.

실제 상황에서 모든 선원이 점등방선원은 아니지만 방사선을 방출하는 대부분의 선원은 등방성이며 어느 정도의 거리역자승 법칙을 따르고 있다.

3. 실험기기 및 재료

GM 계수장치, 방사선원(^{137}Cs)

4. 실험방법

(1) GM 계수장치의 적정작동전압을 설정하고 적절한 preset time을 설정한다.

(2) 선원 없이 background를 측정한다.

(3) 선원을 GM 계수장치의 창(window)로부터의 거리를 2~10 cm 거리까지 1 cm 간격으로 변경하면서 각각 적절한 시간동안 계수한다. 이때 보유한 측정 장비의 특성에 따라 측정 거리와 이동 간격은 별도로 설정할 수 있으며 통계에 적절한 계수값의 획득을 위하여 거리가 멀수록 측정시간은 충분해야 한다.

(4) 각 위치에서 측정된 값을 기록한다.
(5) 분해시간 또는 불감시간과 background를 고려한 교정된 계수율을 각각 계산하여 기입한다.
(6) 교정된 값을 이용하여 그래프를 그린다.

5. 실험결과 및 정리

(1) 적절한 거리(3 ~ 5 cm)하나를 선택하여 순계수율 값으로부터 비례상수 k를 계산한다. 이 경우 만일 3 cm 거리의 교정된 계수율 값으로부터 k를 계산하면 3 cm거리에 표준화되었다고 한다.
(2) 비례상수 k와 식 (17-1)을 이용하여 각 거리마다 계산된 계수율값을 구한다.
(3) 거리에 따른 순계수율 곡선 그래프와 계산된 계수율 곡선 그래프를 비교한다.
(4) 각 위치별 순계수율 값으로부터 식 (17-1)을 이용하여 각각 Id^2 값인 비례상수 값을 구하고 각 위치별로 표에 기입하여 그 차이를 살펴본다.
(5) 거리의 차이 만큼 거리역자승 법칙이 성립되는지 살펴보기 위하여 거리 3 cm와 6 cm, 4 cm과 8 cm, 5 cm와 10 cm의 값이 각각 4분의 1만큼씩 감소되는지를 확인한다.

표 17-1 거리역자승 법칙에 따른 계수율 측정 결과

거리 (cm)	계수율(cpm) (교정 전)	계수율(cpm) (교정 후)	계산된 계수율(cpm)	각 비례상수 (Id^2)	$1/d^2$ (m^{-2})
1					10,000
2					2,500
3					1,111
4					625
5					400
6					277
7					204
8					156
9					123
10					100

6. 검토 및 고찰

(1) 거리의 차이 만큼 계수율의 차이가 거리역자승 법칙에 따라서 변화하는지 살펴본다. 실험에서 사용되는 선원이 완전한 점등방선원은 아니므로 계산과는 차이가 있을 수 있으나 일반적으로 거리역자승 법칙에 따른 차이를 알 수 있다.

(2) 거리역자승 법칙은 점등방선원에서 온전하게 성립되는 것이다. 실제 선원은 특정한 크기 및 직경을 가지고 있으므로 선원과 검출기 사이의 거리가 선원의 직경보다 약 5배 이상이 되어야 거리역자승 법칙이 성립한다. 이보다 짧은 거리에서는 검출기에 들어오는 방사선의 수가 점선원일 때보다 적으므로 비례상수의 값이 낮아지게 된다. 이에 본 실험에서도 각 거리에서의 비례상수의 값의 변화를 살펴보고 얼마의 거리 이상에서부터 거리역자승 법칙이 성립되는지 확인하도록 한다.

(3) 순계수율과 $1/d^2$ 관계를 그래프로 나타내면 기울기가 Id^2인 직선으로 수렴되는 그래프가 그려진다. 이 그래프는 이론적으로는 원점을 통과하는 직선으로 선원과 검출기의 거리가 무한대가 되는 경우 계수율은 '0'이 된다.

실 험 보 고 서

성 명		학 번		평가 점수	
학 번		조			
기 압		온 도		지도교수 확인	
습 도		실습일			

1. 실험제목

방사선 세기의 거리역자승 법칙

2. 실험목적

3. 실험기기 및 재료

4. 실험방법

5. 실험결과

6. 검토 및 고찰

실험 18 개인피폭선량의 측정

1. 실험목적

방사선관리구역내의 출입자는 관련 법규에 의한 개인피폭선량을 측정해야 한다. 일반적으로 이용되는 TLD, 형광유리선량계, 광자극형광선량계, 필름 배지 및 포켓 선량계 등의 교정을 시행하며 개인피폭선량의 측정 방법을 습득하고 방사선피폭의 방어에 대하여 이해한다.

2. 실험이론

일반적으로 개인피폭선량 측정에는 TLD, 형광유리선량계, 광자극형광선량계(OSL), 필름 배지, 포켓선량계 등이 있다. 일시 출입자와 실험 중의 피폭선량 측정에는 즉시 선량이 판독되는 TLD 배지, 포켓 선량계, 전자식개인선량계(EPD)의 사용이 적합하다.

TLD는 열형광현상을 이용한 것으로 열형광체는 방사선에 의해 여기에너지가 외부로 방출되지 않은 준안정상태로 되어 있으며, 이 열형광체를 가열하면 여기에너지가 열형광으로서 방출된다. 이때 방출되는 열형광량은 방사선량과의 사이에 비례관계가 있다. TLD는 에너지의존성이 있기 때문에 열형광체에 필터를 사용하므로 에너지 감도의 균일성을 유지한 측정을 할 수 있다.

포켓선량계는 소형의 전리함으로 사전에 전리함을 충전한다. 이것은 방사선에 의해 전리전류가 생기면 방전되어 전극의 전위가 변화하기 때문에 전위계로 측정한다. 수정사전위계를 내장하고 있는 것을 직독형 포켓선량계(PD형), 별도의 전위계로 선량을 판독하는 것을 포켓전리함(PC형)이라고 말한다.

전자식 개인선량계는 pn접합형 Si반도체에 역전압을 인가하면 공핍층이 생성되고 방사선을 조사하면 정공과 전자가 생성된다. 전계에 의해 전자는 양전극으로 정공은 음전극으로 이동하여 전하가 운반된다. 방사선량에 비례한 전류가 흐르며 이것을 계측하는 것이다.

포켓선량계는 표준선원으로부터 일정거리에 선량계를 두고 식 (18-1)에 의해 이미 설정한 선량으로 될 때까지 조사하고 선량계의 지시치를 판독하여 식 (18-2)에 의해 교정상수 K를 구한다.

$$I = \frac{\Gamma \times Q \times T}{D^2}[R] \tag{18-1}$$

여기에서, I : 선량$[R]$, Γ : ^{60}Co는 1.32, ^{137}Cs은 0.33, ^{226}Ra은 $0.825[R \cdot m^2 \cdot h^{-1} \cdot Ci^{-1}]$, Q : 선원의 방사능$[Ci]$, T : 조사시간$[h]$, D : 선원으로부터의 거리$[m]$.

$$\text{교정상수}\ K = \frac{\text{참값[계산값]}}{\text{측정치}} \tag{18-2}$$

3. 실험기기 및 재료

표준선원, 엑스선발생장치, 포켓선량계, 충전기, TLD 소자, TLD 판독기, 전자식개인선량계, 표준선량계, 줄자, stopwatch.

4. 실험방법

(1) 충전한 포켓선량계, 전자식개인선량계를 선원으로부터 일정한 거리에 두어 식 (18-1)에 의해 사전에 계산한 선량(최대눈금 값의 1/4, 1/2, 최대눈금부근)으로 될 때까지 조사하여 식 (18-2)로부터 교정상수를 구하거나, 엑스선 관전압 80 kVp에서 조사하여 표준선량계와 비교하여 교정상수를 구한다.

TLD의 경우는 5, 10, 100 및 1,000 mR 조사하여 교정상수를 구한다.

(2) 포켓선량계의 자연방전시험은 최대눈금까지 충전하고(영눈금으로 지침을 맞춘다), 상온에서 24시간 방치한 후 지시치의 변화를 판독한다.

TLD열형광체의 특성을 조사하기 위하여 먼저 2개의 TLD소자(A, B)에 100 mR 조사한 후 지시치의 비를 구한다($a_1 : b_1$). 그리고 동일조건으로 다시 방사선을 조사한 후 A는 즉시 지시치를 판독하여 a_2로 하고 이 때의 B의 값을 추정한다[$b_2 = (a_2/a_1)b_1$]. B는 24시간 후에 지시치를 판독하여 b_3로 하고 $[(1 - b_3/b_2) \times 100]$에서 변화의 유무를 조사한다.

5. 실험결과

표 18-1 개인피폭선량 측정기의 교정상수 측정결과

사용선원 : ____________ Γ치 : ____________

측정기의 종류	선원에서의 거리	조사시간	참값	측정치	교정상수	비 고
포켓 선량계						
전자식 개인선량계						
TLD						

포켓선량계의 자연방전시험 : __________[%],

TLD의 감쇠율 : __________[%/일]

6. 주의사항

(1) 차폐물질 등으로부터 산란선의 영향을 적게 하도록 할 것.

(2) 포켓선량계에 충격을 주지 않을 것.

(3) TLD소자는 열처리(annealing)를 충분히 한 후 방사선 조사 전과 후에 자외선의 영향을 적게 받기 위해 형광등의 근방과 가시광선을 피할 것.

7. 검토 및 고찰

(1) 참값과 측정치가 일치하지 않는 원인을 고찰한다.

(2) TLD소자는 2종류가 필요한지 고찰한다.

(3) 본 실험에서 방사선 관리구역 경계에서의 방사선량은 어떠한 값으로 억제해야 하는 가를 고찰한다.

(4) 포켓선량계, 전자식개인선량계, TLD, 형광유리선량계, 필름배지 등의 시간적 변화, 에너지 의존성, 방향의존성 등을 조사한다.

실 험 보 고 서

성 명		학 번		평가 점수	
학 번		조			
기 압		온 도		지도교수 확인	
습 도		실습일			

1. 실험제목

개인피폭선량의 측정

2. 실험목적

3. 실험기기 및 재료

4. 실험방법

5. 실험결과

6. 검토 및 고찰

실험 19 방호용구의 차폐효과와 납당량의 측정

1. 실험목적

전리방사선을 차폐할 경우 방호용구로써 사용하고 있는 각종 재료의 build up계수, 납당량 및 차폐효과에 대하여 실험적으로 이해한다.

2. 실험이론

전리방사선을 이용하는 시설의 각종 방호용구·재료의 차폐효과는 1차선속의 넓이에 따라 다중산란 등의 기여가 크고 차폐효과도 상당한 변화를 보인다. 즉, 방호재료의 선택은 어느 정도의 방사선을 감약시킬 수 있는 지가 문제이며 여기에서는 엑스선 및 감마선을 대상으로 한다.

1) 좁은 선속의 경우

단일에너지의 방사선속을 상당히 적게 좁혀서 평행선속으로 한 경우의 감약의 식은

$$I = I_0 e^{-\mu x} \tag{19-1}$$

여기에서, I_0 및 I는 입사면 전·후의 방사선강도, μ는 선흡수계수$[m^{-1}]$, x는 흡수체의 두께 $[m]$를 나타낸다.

2) 넓은 선속의 경우

선속이 넓게 되면 조사장치, 차폐를 위한 방호재료(바닥, 벽, 천장) 등에서 콤프턴 산란선이 다중으로 부가되기 때문에 이 경우에 감약의 식은

$$I_B = BI_0 e^{-\mu x} \tag{19-2}$$

로 표현된다. B를 build up계수라 하며, B의 값은 계산적으로 다음 식으로 표현된다.

$$B \approx 1 + \mu x \tag{19-3}$$

3) Build up계수를 구하는 방법

Build up계수는 좁은 선속의 경우에 1(B = 1)이지만 넓은 선속의 경우에는 다음 식으로 구할 수 있다.

$$B = \frac{D_b}{D_n} \tag{19-4}$$

여기에서 D_n은 방호재료의 일정 두께를 투과한 투과율, D_b는 넓은 선속의 투과율은 나타낸다.

4) 납당량(mmPb)을 구하는 방법

표준의 납판(순도 99.99% 이상) 및 각종 방호재료에 방사선을 조사한 후 각각의 투과선량을 전리함으로 측정한다. 먼저 표준 납판의 투과곡선을 작성하고 보간법에 의해 각 방호재료의 납당량을 구한다.

차폐효과의 판정에는 각각의 선속에 대한 반가층, 1/10가층으로 결정한다.

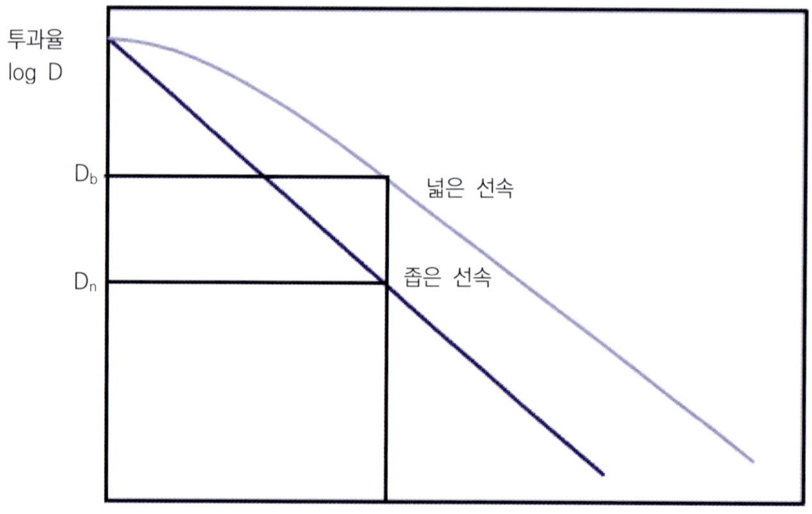

그림 19-1. 방호재료에 의한 방사선의 감약

3. 실험기기 및 재료

전리함식 surveymeter, 각종 두께의 방호재료(납, 철, 콘크리트 등), 납블럭, 선원[엑스선발생장치, 방사성동위원소(^{60}Co, ^{137}Cs, ^{226}Ra등)] 등

4. 실험방법

(1) 그림 19-2와 표 19-1과 같이 선원과 전리함을 일직선상에 나란히 하고 이 사이에 방호재료를 위치시킨다.

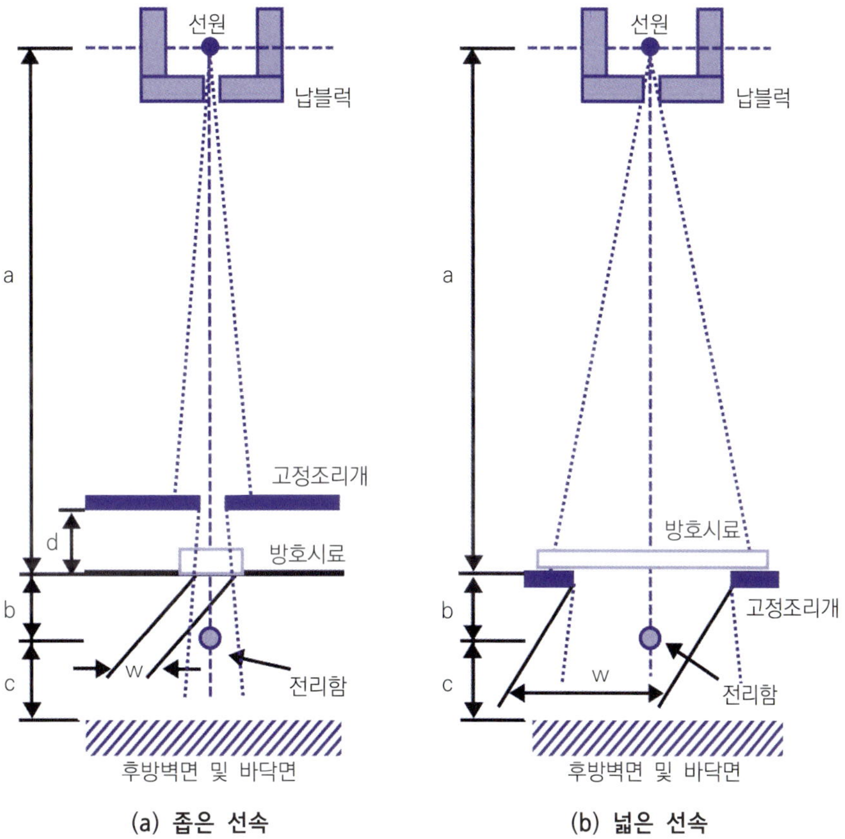

그림 19-2. 차폐실험의 기하학적 조건

(2) 전리함의 주위를 납블럭으로 둘러싸서 주위로부터의 산란선의 영향을 제거한다.

(3) 선원(방호대상이 150 kVp 이하의 엑스선의 경우는 관전압 100 kVp, 총여과 0.25 mmCu 이상)의 주위를 납블럭으로 둘러싸고(엑스선의 경우는 가동조리개도 가능), 특히 선속의 넓이를 적당하게 선택할 수 있도록 하며 조사구 이외를 완전하게 차폐한다.

(4) 먼저 좁은 선속의 투과율을 측정하기 위해서 조사면적은 $2 \times 2\ cm^2$로 설정한다.

표 19-1 선속의 크기에 따른 설정 조건

(단위 : mm)

선속의 종류	w	a	b	c	d
넓은 선속	500	1,500	50 이상	700 이상	—
좁은 선속	20 10 이하*)	1,500	45 이상 32 이상*)	700 이상	200

*) : 납당량의 균일성을 보는 경우. w : 선원의 빔의 크기, a : 선원과 방호시료와의 거리, b : 방호시료와 전리함 중심과의 거리, c : 전리함의 중심으로부터 후방벽면 또는 바닥면까지의 거리, d : 고정조리개와 방호시료와의 거리

(5) 방호재료의 두께를 변화시켜 투과율을 측정한다. 또한 각종 방호시료의 종류를 변화시키면서 실험한다.

(6) 다른 선원에 대해서도 (5)의 측정을 실시한다.

(7) 다음으로 넓은 선속의 투과율을 측정하기 위해서 조사면적을 $50 \times 50\ \mathrm{cm}^2$로 넓혀서 (5), (6)의 측정을 실시한다.

5. 실험결과

이상의 측정치를 식 (19-4)에 대입하여 각각의 선원, 방호시료에 대해 build up계수, 납당량 반가층, 1/10가층을 구하여 차폐효과를 비교한다.

6. 검토 및 고찰

(1) 광자에너지에 대한 방호시료의 차폐효과를 검토한다.

(2) Build up계수를 방호시료의 두께에 따른 변화와 선속의 넓이에 대해서 검토한다.

실 험 보 고 서

성 명		학 번		평가 점수	
학 번		조			
기 압		온 도		지도교수 확인	
습 도		실습일			

1. 실험제목

방호용구의 차폐효과와 납당량의 측정

2. 실험목적

3. 실험기기 및 재료

4. 실험방법

5. 실험결과

6. 검토 및 고찰

부 록

1. 물리량과 SI단위

구 분	물 리 량	SI단위	
		기 호	명 칭
기본단위	길이	m	meter
	질량	kg	kilogram
	시간	s	second
	전류	A	ampere
	온도	K	kelvin
	물질의 양	mol	mole
	광도	cd	candela
보조단위	평면각	rad	radian
	입체각	sr	steradian
유도단위	주파수	Hz	hertz
	힘	N	newton
	압력	Pa	pascal
	에너지, 일, 열	J	joule
	일율	W	watt
	전하량	C	coulomb
	전압, 전위차, 기전력	V	volt
	정전용량	F	farad
	전기저항	Ω	ohm
	전기전도도	S	siemens
	자속	Wb	weber
	자속밀도	T	tesla
	인덕턴스	H	henry
	휘도선속	lm	lumen
	조도	lx	lux
	섭씨온도	℃	degree Celsius
	방사능	Bq	becquerel
	흡수선량	Gy	gray
	유효선량	Sv	sivert

2. 물리상수

물 리 량	기 호	값
빛의 속도	c	$299,792,458\ ms^{-1}$
양성자의 정지질량	m_p	$1.67262156 \times 10^{-27}\ kg = 1.00727646682\ u$
중성자의 정지질량	m_n	$1.67492715 \times 10^{-27} kg\ = 1.0086649235\ u$
전자의 정지질량	m_e	$9.1093818 \times 10^{-31}\ kg\ = 5.485799110 \times 10^{-4}\ u$
전자의 전하량	e	$1.602176454 \times 10^{-19}\ C$
만유인력상수	G	$6.67259 \times 10^{-11}\ m^3 kg^{-1} s^{-2}$
플랑크 상수	h	$6.62606868 \times 10^{-34} J \cdot s$
볼쯔만 상수	k	$1.38054 \times 10^{-23}\ J \cdot K^{-1}$
아보가드로 수	N_A	$6.0221367 \times 10^{23}\ mol^{-1}$
기체상수	R	$8.314510\ J \cdot mol^{-1} \cdot K^{-1}$
진공의 유전율	ε_0	$8.854187817 \times 10^{-12}\ F \cdot m^{-1}$
진공의 투자율	μ_0	$4\pi \times 10^{-7}\ N \cdot A^{-2}$
전자 볼트	eV	$1eV = 1.60217733 \times 10^{-19} J$
원자질량 단위	u	$1\ u = 1.66053871 \times 10^{-27}\ kg = 931.494\ MeV$
Bohr 반경	a_0	$5.29177249 \times 10^{-11}\ m$
콤프턴 파장	$h/m_e c$	$2.42631058 \times 10^{-12}\ m$
고전전자반경	r_e	$2.81794092 \times 10^{-15}\ m$
중력가속도	g	$9.80665\ m \cdot \sec^{-2}$

3. 그리스 문자표와 SI 단위계 접두어

1) 그리스 문자표

대문자	소문자	발 음	대문자	소문자	발 음
A	α	alpha	N	ν	nu
B	β	beta	Ξ	ξ	xi
Γ	γ	gamma	O	o	omicron
Δ	δ	delta	Π	π	pi
E	ε	epsilon	P	ρ	rho
Z	ζ	zeta	Σ	σ	sigma
H	η	eta	T	τ	tau
Θ	θ	theta	Υ	υ	upsilon
I	ι	iota	Φ	φ	phi
K	κ	kappa	X	χ	chi
Λ	λ	lambda	Ψ	ψ	psi
M	μ	mu	Ω	ω	omega

2) SI 단위계 접두어

기호	크기	명 칭	기호	크기	명 칭
Y	10^{24}	yotta	d	10^{-1}	deci
Z	10^{21}	zetta	c	10^{-2}	centi
E	10^{18}	exa	m	10^{-3}	milli
P	10^{15}	peta	μ	10^{-6}	micro
T	10^{12}	tera	n	10^{-9}	nano
G	10^{9}	giga	p	10^{-12}	pico
M	10^{6}	mega	f	10^{-15}	femto
k	10^{3}	kilo	a	10^{-18}	atto
h	10^{2}	hecto	z	10^{-21}	zepto
da	10^{1}	deca	y	10^{-24}	yocto

4. 원소의 물리적 특성

원자번호	기호	원소명	원자량(u)	밀 도 (g/cm³)	녹는점 (℃)	끓는점 (℃)	이온화 포텐샬(eV)
1	H	Hydrogen	1.007947	0.0708	-259.34	-252.87	13.598
2	He	Helium	4.0026022	0.124901	-272.2	-268.93	24.587
3	Li	Lithium	6.9412	0.534	180.5	1342	5.392
4	Be	Beryllium	9.0121823	1.85	1287	2471	9.323
5	B	Boron	10.8115	2.37	2075	4000	8.298
6	C	Carbon	12.0111	2.2670	4492	3825	11.260
7	N	Nitrogen	14.006747	0.807	-210.00	-195.79	14.534
8	O	Oxygen	15.99943	1.141	-218.78	-182.95	13.618
9	F	Fluorine	18.99840329	1.50	-219.62	-188.12	17.423
10	Ne	Neon	20.17976	1.204	-248.59	-246.08	21.565
11	Na	Sodium	22.9897686	0.97	97.72	883	5.139
12	Mg	Magnesium	24.30506	1.74	650	1090	7.646
13	Al	Aluminum	26.9815395	2.70	660.32	2519	5.986
14	Si	Silicon	28.08553	2.3296	1414	3265	8.152
15	P	Phosphorus	30.9737624	1.82	44.15	277	10.487
16	S	Sulfur	32.0666	2.067	115.21	444.60	10.360
17	Cl	Chlorine	35.45279	1.56	-101.5	-34.04	12.968
18	Ar	Argon	39.9481	1.396	-189.35	-185.85	15.760
19	K	Portassium	39.09831	0.89	63.38	759	4.341
20	Ca	Calcium	40.0784	1.54	842	1484	6.113
21	Sc	Scandium	44.9559109	2.99	1541	2830	6.561
22	Ti	Titanium	47.8671	4.5	1668	3287	6.828
23	V	Vanadium	50.94151	6.0	1910	3407	6.746
24	Cr	Chromium	51.99616	7.15	1907	2671	6.767
25	Mn	Manganese	54.938051	7.3	1246	2061	7.434
26	Fe	Iron	55.8452	7.875	1538	2861	7.902
27	Co	Cobalt	58.933201	8.86	1495	2927	7.881
28	Ni	Nickel	58.69342	8.912	1455	2913	7.640
29	Cu	Copper	63.5463	8.933	1084.62	2562	7.726

원자번호	기호	원소명	원자량(u)	밀 도 (g/cm³)	녹는점 (℃)	끓는점 (℃)	이온화 포텐샬(eV)
30	Zn	Zinc	65.392	7.134	419.53	907	9.394
31	Ga	Gallium	69.7231	5.91	29.76	2204	5.999
32	Ge	Germanium	72.612	5.323	938.25	2833	7.900
33	As	Arsenic	74.921592	5.776	817	614	9.815
34	Se	Seleinum	78.963	4.809	212	685	9.752
35	Br	Bromine	79.9041	3.11	−7.2	58.8	11.814
36	Kr	Krypton	83.801	2.418	−157.36	−153.22	14.000
37	Rb	Rubidium	85.46783	1.53	36.31	688	4.177
38	Sr	Strontium	87.621	2.64	777	1382	5.695
39	Y	Yttrrum	88.905852	4.47	1526	3336	6.217
40	Zr	Zirconium	91.2242	6.52	185	4409	6.634
41	Nb	Niobium	92.906382	8.57	2477	4744	6.759
42	Mo	Molybdenum	95.941	10.2	2623	4639	7.92
43	Tc	Technetium	97.9072157*	11	2157	4265	7.28
44	Ru	Ruthenium	101.072	12.1	2334	4150	7.361
45	Rh	Rhodium	102.905503	12.4	1964	3695	7.459
46	Pd	Palladium	106.421	12.0	1554.9	2963	8.337
47	Ag	Silver	107.86822	10.501	961.78	2162	7.576
48	Cd	Cadmium	112.4118	8.69	321.07	767	8.994
49	In	Indium	114.8183	7.31	156.60	2072	5.786
50	Sn	Tin	118.7107	7.287	231.93	2602	7.344
51	Sb	Antimony	121.7601	6.685	630.63	1587	8.64
52	Te	Tellurium	127.603	6.232	449.51	988	9.010
53	I	Iodine	126.904473	4.93	113.7	184.4	10.451
54	Xe	Xenon	131.292	2.953	−111.75	−108.04	12.130
55	Cs	Cesium	132.905435	1.93	28.44	671	3.894
56	Ba	Barium	137.3277	3.62	727	1897	5.212
57	La	Lanthanum	138.90552	6.15	920	3455	5.577
58	Ce	Cerium	140.1154	8.16	799	3424	5.539

원자번호	기호	원소명	원자량(u)	밀 도 (g/cm³)	녹는점 (℃)	끓는점 (℃)	이온화 포텐샬(eV)
59	Pr	Praseodymium	140.907653	6.77	931	3510	5.464
60	Nd	Neodymium	144.243	7.01	1016	3066	5.525
61	Pm	Promethium	144.912744*	7.26	1042	3000	5.555
62	Sm	Samarium	150.363	7.52	1072	1790	5.644
63	Eu	Europium	151.9659	5.24	822	1596	5.670
64	Gd	Gadolinium	157.253	7.90	1314	3264	6.150
65	Tb	Terbium	158.925343	8.23	1359	3221	5.864
66	Dy	Dysprosium	162.503	8.55	1411	2561	5.939
67	Ho	Holmiun	164.930323	8.80	1472	2694	6.022
68	Er	Erbium	167.263	9.07	1529	2862	6.108
69	Tm	Thulium	168.934213	9.32	1549	1946	1.184
70	Yb	Ytterbium	173.043	6.90	824	1194	6.254
71	Lu	Lutetium	174.9671	9.84	1663	3393	5.426
72	Hf	Hafnium	178.492	13.3	2233	4603	6.825
73	Ta	Tantalum	180.94791	16.4	3017	5458	7.89
74	W	Tungsten	183.841	19.3	3422	5555	7.98
75	Re	Rhenium	186.2071	20.8	3186	5596	7.88
76	Os	Osmium	190.233	22.5	3033	5012	8.7
77	Ir	Iridium	192.2173	22.5	2446	4428	9.1
78	Pt	Platinum	195.083	21.46	1768.4	3825	9.0
79	Au	Gold	196.966543	19.282	1064.18	2856	9.226
80	Hg	Mercury	200.592	13.5336	-38.83	356.73	10.438
81	Ti	Thallium	204.38332	11.8	304	1473	6.108
82	Pb	Lead	207.21	11.342	327.46	1749	7.417
83	Bi	Bismuth	208.980373	9.807	271.40	1564	7.289
84	Po	Polonium	208.982416*	9.32	254		8.417
85	At	Astatine	209.987131*		302		
86	Rn	Radon	222.1075105*	4.4	-71	-61.7	10.749
87	Fr	Francium	223.01973*		27		

원자번호	기호	원소명	원자량(u)	밀 도 (g/cm^3)	녹는점 (℃)	끓는점 (℃)	이온화 포텐샬(eV)
88	Ra	Radium	226.02540*	5	700		5.279
89	Ac	Actinium	227.027445*	10.07	1051	3198	5.17
90	Th	Thorium	232.03811	11.72	1750	4788	6.08
91	Pa	Protactinium	231.035882	15.37	1572		5.89
92	U	Uranium	238.02891	≈18.95	1135	4131	6.194
93	Np	Neptuniun	237.04817*	20.25	644		6.266
94	Pu	Plutonium	244.0642*	19.84	640	3228	6.06
95	Am	Amercium	243.06137*	13.69	1176		5.993
96	Cm	Curium					
97	Bk	Berkelium					
98	Cf	Californium					
99	Es	Einsteinium					
100	Fm	Fermium					
101	Md	Mendelevium					
102	No	Nobelium					
103	Lr	Lawrencium					
104	Rf	Rutherfordiu m					
105	Ha	Hahnium					
106	Sg	Seaborgium					
107	Ns	Nielsbohrium					
108	Hs	Hassium					
109	Mt	Meitnerium					

* 방사성동위원소 중에서 반감기가 가장 긴 핵종의 원자량임.

5. 기초 핵자료

원자번호	동위원소	존재비[%]	원자량(u)	Half-Life	열중성자 반응단면적(barn)		
					총단면적	탄성산란	(n, γ)
1	H		1.00797				
	H-1	99.985	1.007825		20.81	20.47	332.0E-3
	H(D)-2	0.015	2.01410		3.390	3.389	550.0E-6
	H(T)-3	—	3.01605	12.6 y			
2	He		4.0026				
	He-3	0.00014	3.01603		5.331E+3	3.135	54.01E-6
	He-4	99.99986	4.00260		759.3E-3	759.3E-3	
3	Li		6.939				
	Li-6	7.52	6.01513		941.1	734.5E-3	38.50E-3
	Li-7	92.48	7.01601		1.015	970.0E-3	45.40E-3
	Li-8	—		0.845 s			
4	Be-7	—	7.016929	53.29 d			
	Be-8	—	8.00531	~3×10^{-16} y			
	Be-9	100	9.01219		6.159	6.151	7.600E-3
5	B		10.811				
	B-10	19.8	10.01294		3.840E+3	2.144	500.0E-3
	B-11	80.2	11.00931		5.050	5.045	5.075E-3
	B-12	—		0.019 s			
6	C		12.01115				
	C-12	98.89	12.00000		4.750	4.746	3.530E-3
	C-13	1.11	13.00335				
	C-14	—		5570 y			
7	N		14.0067				
	N-13	—		10 m			
	N-14	99.63	14.00307		11.85	10.01	75.00E-3
	N-15	0.37	15.00011		4.590	4.590	24.26E-6
	N-16	—		7.4 s			
8	O		15.9994				
	O-16	99.759	15.99491		3.780	3.780	190.0E-6
	O-17	0.037	16.99914				
	O-18	0.204	17.99916				
	O-19	—		29 s			

원자번호	동위원소	존재비[%]	원자량(u)	Half-Life	열중성자 반응단면적(barn)		
					총단면적	탄성산란	(n, γ)
9	F-19	100	18.99840		3.656	3.643	9.570E-3
11	Na-23	100	22.98977		3.558	3.024	531.4E-3
	Na-24	—		15.05 h			
12	Mg		24.312		3.598	3.532	62.98E-3
	Mg-24	78.60	23.98504		3.802	3.749	50.29E-3
	Mg-25	10.11	24.98584		2.787	2.595	190.4E-3
	Mg-26	11.29	25.98259		2.871	2.830	38.31E-3
	Mg-27	—		9.45 m			
13	Al-27	100	26.9815		1.645	1.414	231.1E-3
	Al-28	—		2.3 m			
14	Si		28.086		2.343	2.172	171.1E-3
	Si-28	92.27	27.97693		2.327	2.149	176.7E-3
	Si-29	4.68	28.97649		2.944	2.843	101.4E-3
	Si-30	3.05	29.97376		2.598	2.491	107.5E-3
	Si-31	—		2.62 y			
15	P-31	100	30.97376		3.303	3.134	166.2E-3
17	Cl-37	24.47	36.96590		1.583	1.150	432.9E-3
18	Ar-37	—	36.96678	35.1 d			
19	K		39.102		4.163	2.096	2.058
22	Ti		47.90		10.18	4.087	6.092
23	V		50.942				
24	Cr		51.996		6.455	3.379	3.071
	Cr-53	9.55	52.9407		25.99	7.780	18.21
25	Mn-55	100	54.9381		15.58	2.167	13.41
	Mn-56	—		2.58 h			
26	Fe		55.847		13.93	11.37	2.562
	Fe-54	5.84	53.9396		2.649	492.9E-3	2.156
	Fe-55	—		2.6 y			
	Fe-56	91.68	55.9349		15.28	12.46	2.813
	Fe-57	2.17	56.9354		2.664	202.1E-3	2.462
	Fe-58	0.31	57.9333		7.776	6.470	1.300
	Fe-59	—		45 d			
27	Co-58	—		71.3 d			

원자 번호	동위원소	존재비[%]	원자량(u)	Half-Life	열중성자 반응단면적(barn)		
					총단면적	탄성산란	(n, γ)
	Co-59	100	58.9332		43.19	6.018	37.18
	Co-60	—		10.5 m, 5.24 y			
28	Ni		58.71		22.26	17.86	4.383
29	Cu		63.54		11.66	7.868	3.785
	Cu-63	69.1	62.9298		9.615	5.102	4.506
	Cu-64	—		12.9 h			
	Cu-65	30.9	64.9278		16.25	14.07	2.168
	Cu-66	—		5.1 m			
34	Se-79	—		3.89m, 6.5×10^4 y	56.30	6.300	50.00
35	Br-79	50.69	78.91833		14.27	3.269	11.00
36	Kr-79	—		50s, 34.9 h			
37	Rb-87	27.85		4.7×10^{10} y	4.483	4.359	120.0E-3
40	Zr		91.22		6.605	6.408	194.3E-3
41	Nb-93	100	92.90638		7.473	6.319	1.149
	Nb-94	—		6.6 m	22.24	6.453	15.77
42	Mo		95.911		8.072	5.483	2.582
47	Ag		107.870		68.81	5.180	63.62
	Ag-107	51.35	106.9051		46.31	7.688	38.62
	Ag-108	—		2.3 m			
	Ag-109	48.65	108.9047		93.02	2.482	90.54
	Ag-110	—		24 s	88.47	6.470	82.00
48	Cd		112.40		2.536E+3	7.649	2.528E+3
49	In		114.82				
	In-113	4.2	112.9043		15.75	3.678	12.07
	In-114	—		72 s, 49 d			
	In-115	95.77	114.9039	6×10^{14} y	203.5	2.526	201.0
	In-116	—		14s, 54 m			
54	Xe	131.30					
	Xe-135	—		9.2 h	2.943E+6	295.5E+3	2.648E+6
	Xe-136	8.87	135.9072		6.351	6.088	260.0E-3
62	Sm		150.35				
	Sm-149	13.84	148.9169		40.33E+3	175.8	40.15E+3

원자번호	동위원소	존재비[%]	원자량(u)	Half-Life	열중성자 반응단면적(barn)		
					총단면적	탄성산란	(n, γ)
64	Gd		157.25				
	Gd-155	14.73	154.9226		60.95E+3	58.82	60.89E+3
	Gd-157	15.68	156.9239		255.1E+3	1.007E+3	254.1E+3
73	Ta-181	~100	180.9480		26.32	5.650	20.67
	Ta-182	—		115 d			
79	Au-197	100	196.9666				
	Au-198	—		2.7 d			
82	Pb		207.19		11.25	11.07	174.2E-3
	Pb-204	1.5	203.9731	1.4×10^{17} y	11.87	11.20	660.6E-3
	Pb-205	—		3×10^{7} y			
	Pb-206	23.6	205.9745		10.07	10.04	30.60E-3
	Pb-207	22.6	206.9759		11.98	11.25	712.0E-3
	Pb-208	52.3	207.9766		11.48	11.47	500.7E-6
	Pb-209	—	208.9810	3.3 h			
83	Bi-209	100	208.9804		9.338	9.298	33.84E-3
	Bi-210	—		2.6×10^{6} y			
	Bi-211	—		2.15 m			
84	Po-210	—	209.9829	138 d			
	Po-213	—	212.9928	4 μs			
88	Ra-226	—	226.0254	1602 y	22.58	9.796	12.78
90	Th-230	—	230.0331	7.6×10^{4} y	32.32	9.771	22.55
	Th-232	100	232.0382	1.45×10^{10} y	21.11	13.71	7.400
	Th-233	—		22.1 m	1.478E+3	13.00	1.450E+3
91	Pa-233	—		27.4 d	53.05	13.03	40.03
92	U		238.03				
	U-233		233.0395	1.62×10^{5} y	588.4	11.97	45.25
	U-234	0.0057	234.0409	2.5×10^{5} y	119.2	19.42	99.75
	U-235	0.714	235.0439	7.1×10^{8} y	698.2	15.04	98.81
	U-236	—	236.0457	2.39×10^{7} y	13.69	8.336	5.295
	U-237	—		6.75 d	478.5	24.41	452.4
	U-238	99.28	238.0508	4.51×10^{9} y	12.09	9.360	2.717
	U-239	—		23.5 m			

원자 번호	동위원소	존재비[%]	원자량(u)	Half-Life	열중성자 반응단면적(barn)		
					총단면적	탄성산란	(n, γ)
93	Np-239	—		2.35 d	47.50	10.50	37.00
94	Pu-238	—	238.04958	87.8 y	586.7	28.54	540.3
	Pu-239	—	239.0522	23,360 y	1.026E+3	7.968	270.3
	Pu-240	—	240.0540	6760 y	291.1	1.642	289.4
	Pu-241	—		15 y	1.385E+3	11.35	361.5
	Pu-242	—	242.0587	3.79×10^5 y	27.11	8.318	18.79
95	Am-241	—	241.0567	433 y	614.6	11.14	600.4
96	Cm-242	—	242.0588	163 d	32.57	11.61	15.90
	Cm-244	—	244.0628	18.1 y	27.20	11.06	15.10
98	Cf-252	—	252.08	2.65y(α), 85.5y(s. fis.)	64.77	11.04	20.71

6. 광자의 질량감약계수/질량에너지흡수계수*

(단위 : cm^2/g)

에너지 [MeV]	수소(H)		탄소(C)		질소(N)	
	μ/ρ	μ_{en}/ρ	μ/ρ	μ_{en}/ρ	μ/ρ	μ_{en}/ρ
1.00000E-03	7.217E+00	6.820E+00	2.211E+03	2.209E+03	3.311E+03	3.306E+03
1.50000E-03	2.148E+00	1.752E+00	7.002E+02	6.990E+02	1.083E+03	1.080E+03
2.00000E-03	1.059E+00	6.643E-01	3.026E+02	3.016E+02	4.769E+02	4.755E+02
3.00000E-03	5.612E-01	1.693E-01	9.033E+01	8.963E+01	1.456E+02	1.447E+02
4.00000E-03	4.546E-01	6.549E-02	3.778E+01	3.723E+01	6.166E+01	6.094E+01
5.00000E-03	4.193E-01	3.278E-02	1.912E+01	1.866E+01	3.144E+01	3.086E+01
6.00000E-03	4.042E-01	1.996E-02	1.095E+01	1.054E+01	1.809E+01	1.759E+01
8.00000E-03	3.914E-01	1.160E-02	4.576E+00	4.242E+00	7.562E+00	7.170E+00
1.00000E-02	3.854E-01	9.849E-03	2.373E+00	2.078E+00	3.879E+00	3.545E+00
1.50000E-02	3.764E-01	1.102E-02	8.071E-01	5.627E-01	1.236E+00	9.715E-01
2.00000E-02	3.695E-01	1.355E-02	4.420E-01	2.238E-01	6.178E-01	3.867E-01
3.00000E-02	3.570E-01	1.863E-02	2.562E-01	6.614E-02	3.066E-01	1.099E-01
4.00000E-02	3.458E-01	2.315E-02	2.076E-01	3.343E-02	2.288E-01	5.051E-02
5.00000E-02	3.355E-01	2.709E-02	1.871E-01	2.397E-02	1.980E-01	3.217E-02
6.00000E-02	3.260E-01	3.053E-02	1.753E-01	2.098E-02	1.817E-01	2.548E-02
8.00000E-02	3.091E-01	3.620E-02	1.610E-01	2.037E-02	1.639E-01	2.211E-02
1.00000E-01	2.944E-01	4.063E-02	1.514E-01	2.147E-02	1.529E-01	2.231E-02
1.50000E-01	2.651E-01	4.813E-02	1.347E-01	2.449E-02	1.353E-01	2.472E-02
2.00000E-01	2.429E-01	5.254E-02	1.229E-01	2.655E-02	1.233E-01	2.665E-02
3.00000E-01	2.112E-01	5.695E-02	1.066E-01	2.870E-02	1.068E-01	2.873E-02
4.00000E-01	1.893E-01	5.860E-02	9.546E-02	2.950E-02	9.557E-02	2.952E-02
5.00000E-01	1.729E-01	5.900E-02	8.715E-02	2.969E-02	8.719E-02	2.969E-02
6.00000E-01	1.599E-01	5.875E-02	8.058E-02	2.956E-02	8.063E-02	2.956E-02
8.00000E-01	1.405E-01	5.739E-02	7.076E-02	2.885E-02	7.081E-02	2.886E-02
1.00000E+00	1.263E-01	5.556E-02	6.361E-02	2.792E-02	6.364E-02	2.792E-02
1.25000E+00	1.129E-01	5.311E-02	5.690E-02	2.669E-02	5.693E-02	2.669E-02
1.50000E+00	1.027E-01	5.075E-02	5.179E-02	2.551E-02	5.180E-02	2.550E-02
2.00000E+00	8.769E-02	4.650E-02	4.442E-02	2.345E-02	4.450E-02	2.347E-02
3.00000E+00	6.921E-02	3.992E-02	3.562E-02	2.048E-02	3.579E-02	2.057E-02
4.00000E+00	5.806E-02	3.523E-02	3.047E-02	1.849E-02	3.073E-02	1.867E-02
5.00000E+00	5.049E-02	3.174E-02	2.708E-02	1.710E-02	2.742E-02	1.734E-02
6.00000E+00	4.498E-02	2.905E-02	2.469E-02	1.607E-02	2.511E-02	1.639E-02
8.00000E+00	3.746E-02	2.515E-02	2.154E-02	1.468E-02	2.209E-02	1.512E-02
1.00000E+01	3.254E-02	2.247E-02	1.959E-02	1.380E-02	2.024E-02	1.434E-02
1.50000E+01	2.539E-02	1.837E-02	1.698E-02	1.258E-02	1.782E-02	1.332E-02
2.00000E+01	2.153E-02	1.606E-02	1.575E-02	1.198E-02	1.673E-02	1.285E-02

* J. H. Hubbell 등(http://physics.nist.gov/PhysRefData/XrayMassCoef/cover.html)

(단위 : cm^2/g)

에너지 [MeV]	산소(O)		알루미늄(Al)		실리콘(Si)	
	μ/ρ	μ_{en}/ρ	μ/ρ	μ_{en}/ρ	μ/ρ	μ_{en}/ρ
1.00000E-03	4.590E+03	4.576E+03	1.185E+03	1.183E+03	1.570E+03	1.567E+03
1.50000E-03	1.549E+03	1.545E+03	4.022E+02	4.001E+02	5.355E+02	5.331E+02
2.00000E-03	6.949E+02	6.926E+02	2.263E+03	2.204E+03	2.777E+03	2.669E+03
3.00000E-03	2.171E+02	2.158E+02	7.880E+02	7.732E+02	9.784E+02	9.516E+02
4.00000E-03	9.315E+01	9.221E+01	3.605E+02	3.545E+02	4.529E+02	4.427E+02
5.00000E-03	4.790E+01	4.715E+01	1.934E+02	1.902E+02	2.450E+02	2.400E+02
6.00000E-03	2.770E+01	2.708E+01	1.153E+02	1.133E+02	1.470E+02	1.439E+02
8.00000E-03	1.163E+01	1.116E+01	5.033E+01	4.918E+01	6.468E+01	6.313E+01
1.00000E-02	5.952E+00	5.565E+00	2.623E+01	2.543E+01	3.389E+01	3.289E+01
1.50000E-02	1.836E+00	1.545E+00	7.955E+00	7.487E+00	1.034E+01	9.794E+00
2.00000E-02	8.651E-01	6.179E-01	3.441E+00	3.094E+00	4.464E+00	4.076E+00
3.00000E-02	3.779E-01	1.729E-01	1.128E+00	8.778E-01	1.436E+00	1.164E+00
4.00000E-02	2.585E-01	7.530E-02	5.685E-01	3.601E-01	7.012E-01	4.782E-01
5.00000E-02	2.132E-01	4.414E-02	3.681E-01	1.840E-01	4.385E-01	2.430E-01
6.00000E-02	1.907E-01	3.207E-02	2.778E-01	1.099E-01	3.207E-01	1.434E-01
8.00000E-02	1.678E-01	2.468E-02	2.018E-01	5.511E-02	2.228E-01	6.896E-02
1.00000E-01	1.551E-01	2.355E-02	1.704E-01	3.794E-02	1.835E-01	4.513E-02
1.50000E-01	1.361E-01	2.506E-02	1.378E-01	2.827E-02	1.448E-01	3.086E-02
2.00000E-01	1.237E-01	2.679E-02	1.223E-01	2.745E-02	1.275E-01	2.905E-02
3.00000E-01	1.070E-01	2.877E-02	1.042E-01	2.816E-02	1.082E-01	2.932E-02
4.00000E-01	9.566E-02	2.953E-02	9.276E-02	2.862E-02	9.614E-02	2.968E-02
5.00000E-01	8.729E-02	2.971E-02	8.445E-02	2.868E-02	8.748E-02	2.971E-02
6.00000E-01	8.070E-02	2.957E-02	7.802E-02	2.851E-02	8.077E-02	2.951E-02
8.00000E-01	7.087E-02	2.887E-02	6.841E-02	2.778E-02	7.082E-02	2.875E-02
1.00000E+00	6.372E-02	2.794E-02	6.146E-02	2.686E-02	6.361E-02	2.778E-02
1.25000E+00	5.697E-02	2.669E-02	5.496E-02	2.565E-02	5.688E-02	2.652E-02
1.50000E+00	5.185E-02	2.551E-02	5.006E-02	2.451E-02	5.183E-02	2.535E-02
2.00000E+00	4.459E-02	2.350E-02	4.324E-02	2.266E-02	4.480E-02	2.345E-02
3.00000E+00	3.597E-02	2.066E-02	3.541E-02	2.024E-02	3.678E-02	2.101E-02
4.00000E+00	3.100E-02	1.882E-02	3.106E-02	1.882E-02	3.240E-02	1.963E-02
5.00000E+00	2.777E-02	1.757E-02	2.836E-02	1.795E-02	2.967E-02	1.878E-02
6.00000E+00	2.552E-02	1.668E-02	2.655E-02	1.739E-02	2.788E-02	1.827E-02
8.00000E+00	2.263E-02	1.553E-02	2.437E-02	1.678E-02	2.574E-02	1.773E-02
1.00000E+01	2.089E-02	1.483E-02	2.318E-02	1.650E-02	2.462E-02	1.753E-02
1.50000E+01	1.866E-02	1.396E-02	2.195E-02	1.631E-02	2.352E-02	1.746E-02
2.00000E+01	1.770E-02	1.360E-02	2.168E-02	1.633E-02	2.338E-02	1.757E-02

(단위 : cm^2/g)

에너지 [MeV]	망간(Mn)		철(Fe)		구리(Cu)	
	μ/ρ	μ_{en}/ρ	μ/ρ	μ_{en}/ρ	μ/ρ	μ_{en}/ρ
1.00000E-03	8.093E+03	8.069E+03	9.085E+03	9.052E+03	1.057E+04	1.049E+04
1.50000E-03	2.984E+03	2.975E+03	3.399E+03	3.388E+03	4.418E+03	4.393E+03
2.00000E-03	1.421E+03	1.415E+03	1.626E+03	1.620E+03	2.154E+03	2.142E+03
3.00000E-03	4.851E+02	4.815E+02	5.576E+02	5.535E+02	7.488E+02	7.430E+02
4.00000E-03	2.229E+02	2.201E+02	2.567E+02	2.536E+02	3.473E+02	3.432E+02
5.00000E-03	1.212E+02	1.188E+02	1.398E+02	1.372E+02	1.899E+02	1.866E+02
6.00000E-03	7.350E+01	7.150E+01	8.484E+01	8.265E+01	1.156E+02	1.128E+02
8.00000E-03	2.734E+02	2.177E+02	3.056E+02	2.316E+02	5.255E+01	5.054E+01
1.00000E-02	1.514E+02	1.262E+02	1.706E+02	1.369E+02	2.159E+02	1.484E+02
1.50000E-02	5.027E+01	4.414E+01	5.708E+01	4.896E+01	7.405E+01	5.788E+01
2.00000E-02	2.253E+01	2.015E+01	2.568E+01	2.260E+01	3.379E+01	2.788E+01
3.00000E-02	7.141E+00	6.382E+00	8.176E+00	7.251E+00	1.092E+01	9.349E+00
4.00000E-02	3.169E+00	2.757E+00	3.629E+00	3.155E+00	4.862E+00	4.163E+00
5.00000E-02	1.714E+00	1.425E+00	1.958E+00	1.638E+00	2.613E+00	2.192E+00
6.00000E-02	1.060E+00	8.294E-01	1.205E+00	9.555E-01	1.593E+00	1.290E+00
8.00000E-02	5.306E-01	3.558E-01	5.952E-01	4.104E-01	7.630E-01	5.581E-01
1.00000E-01	3.367E-01	1.894E-01	3.717E-01	2.177E-01	4.584E-01	2.949E-01
1.50000E-01	1.838E-01	7.085E-02	1.964E-01	7.961E-02	2.217E-01	1.027E-01
2.00000E-01	1.391E-01	4.421E-02	1.460E-01	4.825E-02	1.559E-01	5.781E-02
3.00000E-01	1.062E-01	3.196E-02	1.099E-01	3.361E-02	1.119E-01	3.617E-02
4.00000E-01	9.133E-02	2.932E-02	9.400E-02	3.039E-02	9.413E-02	3.121E-02
5.00000E-01	8.192E-02	2.827E-02	8.414E-02	2.914E-02	8.362E-02	2.933E-02
6.00000E-01	7.509E-02	2.760E-02	7.704E-02	2.836E-02	7.625E-02	2.826E-02
8.00000E-01	6.537E-02	2.647E-02	6.699E-02	2.714E-02	6.605E-02	2.681E-02
1.00000E+00	5.852E-02	2.541E-02	5.995E-02	2.603E-02	5.901E-02	2.562E-02
1.25000E+00	5.224E-02	2.416E-02	5.350E-02	2.472E-02	5.261E-02	2.428E-02
1.50000E+00	4.769E-02	2.307E-02	4.883E-02	2.360E-02	4.803E-02	2.316E-02
2.00000E+00	4.162E-02	2.149E-02	4.265E-02	2.199E-02	4.205E-02	2.160E-02
3.00000E+00	3.524E-02	1.989E-02	3.621E-02	2.042E-02	3.599E-02	2.023E-02
4.00000E+00	3.213E-02	1.933E-02	3.312E-02	1.990E-02	3.318E-02	1.989E-02
5.00000E+00	3.045E-02	1.920E-02	3.146E-02	1.983E-02	3.177E-02	1.998E-02
6.00000E+00	2.952E-02	1.930E-02	3.057E-02	1.997E-02	3.108E-02	2.027E-02
8.00000E+00	2.875E-02	1.973E-02	2.991E-02	2.050E-02	3.074E-02	2.100E-02
1.00000E+01	2.871E-02	2.025E-02	2.994E-02	2.108E-02	3.103E-02	2.174E-02
1.50000E+01	2.951E-02	2.127E-02	3.092E-02	2.221E-02	3.247E-02	2.309E-02
2.00000E+01	3.068E-02	2.193E-02	3.224E-02	2.292E-02	3.408E-02	2.387E-02

(단위 : cm^2/g)

에너지 [MeV]	아연(Zn)		은(Ag)		텅스텐(W)	
	μ/ρ	μ_{en}/ρ	μ/ρ	μ_{en}/ρ	μ/ρ	μ_{en}/ρ
1.00000E-03	1.553E+03	1.548E+03	7.039E+03	7.029E+03	3.683E+03	3.671E+03
1.50000E-03	4.825E+03	4.791E+03	2.790E+03	2.782E+03	1.643E+03	1.632E+03
2.00000E-03	2.375E+03	2.359E+03	1.401E+03	1.393E+03	3.922E+03	3.853E+03
3.00000E-03	8.311E+02	8.244E+02	5.136E+02	5.073E+02	1.902E+03	1.873E+03
4.00000E-03	3.865E+02	3.820E+02	1.305E+03	1.252E+03	9.564E+02	9.405E+02
5.00000E-03	2.118E+02	2.082E+02	7.385E+02	7.122E+02	5.534E+02	5.423E+02
6.00000E-03	1.290E+02	1.261E+02	4.610E+02	4.457E+02	3.514E+02	3.428E+02
8.00000E-03	5.875E+01	5.660E+01	2.164E+02	2.092E+02	1.705E+02	1.643E+02
1.00000E-02	2.331E+02	1.497E+02	1.193E+02	1.149E+02	9.691E+01	9.204E+01
1.50000E-02	8.117E+01	6.099E+01	3.998E+01	3.780E+01	1.389E+02	1.172E+02
2.00000E-02	3.719E+01	2.986E+01	1.836E+01	1.695E+01	6.573E+01	5.697E+01
3.00000E-02	1.207E+01	1.018E+01	3.668E+01	1.660E+01	2.273E+01	1.991E+01
4.00000E-02	5.384E+00	4.570E+00	1.720E+01	9.869E+00	1.067E+01	9.240E+00
5.00000E-02	2.892E+00	2.419E+00	9.444E+00	6.066E+00	5.949E+00	5.050E+00
6.00000E-02	1.760E+00	1.429E+00	5.766E+00	3.938E+00	3.713E+00	3.070E+00
8.00000E-02	8.364E-01	6.203E-01	2.651E+00	1.907E+00	7.810E+00	2.879E+00
1.00000E-01	4.973E-01	3.278E-01	1.470E+00	1.062E+00	4.438E+00	2.100E+00
1.50000E-01	2.341E-01	1.128E-01	5.426E-01	3.622E-01	1.581E+00	9.378E-01
2.00000E-01	1.617E-01	6.225E-02	2.972E-01	1.751E-01	7.844E-01	4.913E-01
3.00000E-01	1.141E-01	3.764E-02	1.560E-01	7.392E-02	3.238E-01	1.973E-01
4.00000E-01	9.539E-02	3.195E-02	1.131E-01	4.803E-02	1.925E-01	1.100E-01
5.00000E-01	8.450E-02	2.979E-02	9.321E-02	3.822E-02	1.378E-01	7.440E-02
6.00000E-01	7.695E-02	2.861E-02	8.153E-02	3.347E-02	1.093E-01	5.673E-02
8.00000E-01	6.656E-02	2.704E-02	6.766E-02	2.881E-02	8.066E-02	4.028E-02
1.00000E+00	5.941E-02	2.580E-02	5.921E-02	2.632E-02	6.618E-02	3.276E-02
1.25000E+00	5.296E-02	2.443E-02	5.217E-02	2.425E-02	5.577E-02	2.761E-02
1.50000E+00	4.834E-02	2.329E-02	4.754E-02	2.284E-02	5.000E-02	2.484E-02
2.00000E+00	4.235E-02	2.174E-02	4.209E-02	2.135E-02	4.433E-02	2.256E-02
3.00000E+00	3.634E-02	2.041E-02	3.754E-02	2.082E-02	4.075E-02	2.236E-02
4.00000E+00	3.360E-02	2.014E-02	3.606E-02	2.142E-02	4.038E-02	2.363E-02
5.00000E+00	3.225E-02	2.028E-02	3.577E-02	2.232E-02	4.103E-02	2.510E-02
6.00000E+00	3.160E-02	2.061E-02	3.601E-02	2.324E-02	4.210E-02	2.649E-02
8.00000E+00	3.138E-02	2.143E-02	3.723E-02	2.499E-02	4.472E-02	2.886E-02
1.00000E+01	3.175E-02	2.223E-02	3.882E-02	2.647E-02	4.747E-02	3.072E-02
1.50000E+01	3.335E-02	2.367E-02	4.276E-02	2.889E-02	5.384E-02	3.360E-02
2.00000E+01	3.509E-02	2.451E-02	4.609E-02	3.005E-02	5.893E-02	3.475E-02

(단위 : cm^2/g)

에너지 [MeV]	금(Au)		납(Pb)		조직등가 플라스틱	
	μ/ρ	μ_{en}/ρ	μ/ρ	μ_{en}/ρ	μ/ρ	μ_{en}/ρ
1.00000E-03	4.652E+03	4.639E+03	5.210E+03	5.197E+03	2.259E+03	2.256E+03
1.50000E-03	2.089E+03	2.076E+03	2.356E+03	2.344E+03	7.282E+02	7.267E+02
2.00000E-03	1.137E+03	1.125E+03	1.285E+03	1.274E+03	3.183E+02	3.172E+02
3.00000E-03	2.049E+03	2.005E+03	1.965E+03	1.913E+03	9.652E+01	9.576E+01
4.00000E-03	1.144E+03	1.120E+03	1.251E+03	1.221E+03	4.081E+01	4.021E+01
5.00000E-03	6.661E+02	6.512E+02	7.304E+02	7.124E+02	3.069E+01	2.901E+01
6.00000E-03	4.253E+02	4.143E+02	4.672E+02	4.546E+02	1.813E+01	1.708E+01
8.00000E-03	2.072E+02	1.999E+02	2.287E+02	2.207E+02	7.914E+00	7.337E+00
1.00000E-02	1.181E+02	1.126E+02	1.306E+02	1.247E+02	4.186E+00	3.771E+00
1.50000E-02	1.637E+02	1.294E+02	1.116E+02	9.100E+01	1.394E+00	1.106E+00
2.00000E-02	7.883E+01	6.522E+01	8.636E+01	6.899E+01	7.068E-01	4.605E-01
3.00000E-02	2.752E+01	2.349E+01	3.032E+01	2.536E+01	3.481E-01	1.378E-01
4.00000E-02	1.298E+01	1.109E+01	1.436E+01	1.211E+01	2.562E-01	6.411E-02
5.00000E-02	7.256E+00	6.124E+00	8.041E+00	6.740E+00	2.198E-01	4.018E-02
6.00000E-02	4.528E+00	3.751E+00	5.021E+00	4.149E+00	2.008E-01	3.095E-02
8.00000E-02	2.185E+00	1.720E+00	2.419E+00	1.916E+00	1.803E-01	2.561E-02
1.00000E-01	5.158E+00	2.074E+00	5.549E+00	1.976E+00	1.680E-01	2.520E-02
1.50000E-01	1.860E+00	1.026E+00	2.014E+00	1.056E+00	1.485E-01	2.736E-02
2.00000E-01	9.214E-01	5.563E-01	9.985E-01	5.870E-01	1.353E-01	2.937E-02
3.00000E-01	3.744E-01	2.289E-01	4.031E-01	2.455E-01	1.173E-01	3.159E-02
4.00000E-01	2.180E-01	1.274E-01	2.323E-01	1.370E-01	1.049E-01	3.245E-02
5.00000E-01	1.530E-01	8.523E-02	1.614E-01	9.128E-02	9.579E-02	3.265E-02
6.00000E-01	1.194E-01	6.409E-02	1.248E-01	6.819E-02	8.857E-02	3.249E-02
8.00000E-01	8.603E-02	4.427E-02	8.870E-02	4.644E-02	7.777E-02	3.172E-02
1.00000E+00	6.953E-02	3.525E-02	7.102E-02	3.654E-02	6.992E-02	3.070E-02
1.25000E+00	5.794E-02	2.915E-02	5.876E-02	2.988E-02	6.253E-02	2.934E-02
1.50000E+00	5.167E-02	2.593E-02	5.222E-02	2.640E-02	5.691E-02	2.805E-02
2.00000E+00	4.570E-02	2.333E-02	4.606E-02	2.360E-02	4.880E-02	2.578E-02
3.00000E+00	4.201E-02	2.302E-02	4.234E-02	2.322E-02	3.907E-02	2.247E-02
4.00000E+00	4.166E-02	2.432E-02	4.197E-02	2.449E-02	3.335E-02	2.025E-02
5.00000E+00	4.239E-02	2.582E-02	4.272E-02	2.600E-02	2.958E-02	1.867E-02
6.00000E+00	4.355E-02	2.725E-02	4.391E-02	2.744E-02	2.690E-02	1.751E-02
8.00000E+00	4.633E-02	2.968E-02	4.675E-02	2.989E-02	2.338E-02	1.592E-02
1.00000E+01	4.926E-02	3.159E-02	4.972E-02	3.181E-02	2.117E-02	1.489E-02
1.50000E+01	5.598E-02	3.450E-02	5.658E-02	3.478E-02	1.819E-02	1.346E-02
2.00000E+01	6.136E-02	3.565E-02	6.206E-02	3.595E-02	1.675E-02	1.275E-02

(단위 : cm^2/g)

에너지 [MeV]	뼈등가 플라스틱		물		공기	
	μ/ρ	μ_{en}/ρ	μ/ρ	μ_{en}/ρ	μ/ρ	μ_{en}/ρ
1.00000E-03	3.211E+03	3.203E+03	4.078E+03	4.065E+03	3.606E+03	3.599E+03
1.50000E-03	1.083E+03	1.080E+03	1.376E+03	1.372E+03	1.191E+03	1.188E+03
2.00000E-03	4.878E+02	4.859E+02	6.173E+02	6.152E+02	5.279E+02	5.262E+02
3.00000E-03	1.542E+02	1.530E+02	1.929E+02	1.917E+02	1.625E+02	1.614E+02
4.00000E-03	6.717E+01	6.623E+01	8.278E+01	8.191E+01	7.788E+01	7.636E+01
5.00000E-03	1.298E+02	1.178E+02	4.258E+01	4.188E+01	4.027E+01	3.931E+01
6.00000E-03	7.942E+01	7.294E+01	2.464E+01	2.405E+01	2.341E+01	2.270E+01
8.00000E-03	3.619E+01	3.363E+01	1.037E+01	9.915E+00	9.921E+00	9.446E+00
1.00000E-02	1.944E+01	1.812E+01	5.329E+00	4.944E+00	5.120E+00	4.742E+00
1.50000E-02	6.222E+00	5.694E+00	1.673E+00	1.374E+00	1.614E+00	1.334E+00
2.00000E-02	2.798E+00	2.452E+00	8.096E-01	5.503E-01	7.779E-01	5.389E-01
3.00000E-02	9.752E-01	7.337E-01	3.756E-01	1.557E-01	3.538E-01	1.537E-01
4.00000E-02	5.179E-01	3.124E-01	2.683E-01	6.947E-02	2.485E-01	6.833E-02
5.00000E-02	3.506E-01	1.648E-01	2.269E-01	4.223E-02	2.080E-01	4.098E-02
6.00000E-02	2.738E-01	1.014E-01	2.059E-01	3.190E-02	1.875E-01	3.041E-02
8.00000E-02	2.076E-01	5.372E-02	1.837E-01	2.597E-02	1.662E-01	2.407E-02
1.00000E-01	1.793E-01	3.864E-02	1.707E-01	2.546E-02	1.541E-01	2.325E-02
1.50000E-01	1.482E-01	3.031E-02	1.505E-01	2.764E-02	1.356E-01	2.496E-02
2.00000E-01	1.325E-01	2.984E-02	1.370E-01	2.967E-02	1.233E-01	2.672E-02
3.00000E-01	1.135E-01	3.081E-02	1.186E-01	3.192E-02	1.067E-01	2.872E-02
4.00000E-01	1.012E-01	3.135E-02	1.061E-01	3.279E-02	9.549E-02	2.949E-02
5.00000E-01	9.227E-02	3.145E-02	9.687E-02	3.299E-02	8.712E-02	2.966E-02
6.00000E-01	8.525E-02	3.126E-02	8.956E-02	3.284E-02	8.055E-02	2.953E-02
8.00000E-01	7.481E-02	3.047E-02	7.865E-02	3.206E-02	7.074E-02	2.882E-02
1.00000E+00	6.723E-02	2.947E-02	7.072E-02	3.103E-02	6.358E-02	2.789E-02
1.25000E+00	6.012E-02	2.815E-02	6.323E-02	2.965E-02	5.687E-02	2.666E-02
1.50000E+00	5.473E-02	2.691E-02	5.754E-02	2.833E-02	5.175E-02	2.547E-02
2.00000E+00	4.705E-02	2.478E-02	4.942E-02	2.608E-02	4.447E-02	2.345E-02
3.00000E+00	3.799E-02	2.180E-02	3.969E-02	2.281E-02	3.581E-02	2.057E-02
4.00000E+00	3.277E-02	1.989E-02	3.403E-02	2.066E-02	3.079E-02	1.870E-02
5.00000E+00	2.938E-02	1.858E-02	3.031E-02	1.915E-02	2.751E-02	1.740E-02
6.00000E+00	2.703E-02	1.765E-02	2.770E-02	1.806E-02	2.522E-02	1.647E-02
8.00000E+00	2.400E-02	1.644E-02	2.429E-02	1.658E-02	2.225E-02	1.525E-02
1.00000E+01	2.218E-02	1.571E-02	2.219E-02	1.566E-02	2.045E-02	1.450E-02
1.50000E+01	1.987E-02	1.478E-02	1.941E-02	1.441E-02	1.810E-02	1.353E-02
2.00000E+01	1.888E-02	1.438E-02	1.813E-02	1.382E-02	1.705E-02	1.311E-02

(단위 : cm^2/g)

에너지 [MeV]	LiF		$CaSO_4$		폴리에틸렌	
	μ/ρ	μ_{en}/ρ	μ/ρ	μ_{en}/ρ	μ/ρ	μ_{en}/ρ
1.00000E-03	4.200E+03	4.175E+03	4.163E+03	4.153E+03	1.894E+03	1.892E+03
1.50000E-03	1.467E+03	1.460E+03	1.429E+03	1.425E+03	5.999E+02	5.988E+02
2.00000E-03	6.698E+02	6.667E+02	6.529E+02	6.503E+02	2.593E+02	2.584E+02
3.00000E-03	2.135E+02	2.121E+02	4.961E+02	4.774E+02	7.743E+01	7.678E+01
4.00000E-03	9.282E+01	9.188E+01	2.289E+02	2.215E+02	3.242E+01	3.189E+01
5.00000E-03	4.815E+01	4.742E+01	2.820E+02	2.595E+02	1.643E+01	1.598E+01
6.00000E-03	2.802E+01	2.742E+01	1.727E+02	1.606E+02	9.432E+00	9.032E+00
8.00000E-03	1.187E+01	1.142E+01	7.858E+01	7.394E+01	3.975E+00	3.635E+00
1.00000E-02	6.101E+00	5.733E+00	4.210E+01	3.977E+01	2.088E+00	1.781E+00
1.50000E-02	1.884E+00	1.612E+00	1.329E+01	1.247E+01	7.452E-01	4.834E-01
2.00000E-02	8.792E-01	6.494E-01	5.831E+00	5.352E+00	4.315E-01	1.936E-01
3.00000E-02	3.727E-01	1.826E-01	1.876E+00	1.587E+00	2.706E-01	5.932E-02
4.00000E-02	2.486E-01	7.890E-02	8.928E-01	6.645E-01	2.275E-01	3.196E-02
5.00000E-02	2.020E-01	4.541E-02	5.381E-01	3.403E-01	2.084E-01	2.442E-02
6.00000E-02	1.791E-01	3.223E-02	3.788E-01	2.001E-01	1.970E-01	2.236E-02
8.00000E-02	1.563E-01	2.385E-02	2.474E-01	9.290E-02	1.823E-01	2.265E-02
1.00000E-01	1.441E-01	2.229E-02	1.962E-01	5.732E-02	1.719E-01	2.423E-02
1.50000E-01	1.260E-01	2.332E-02	1.487E-01	3.443E-02	1.534E-01	2.789E-02
2.00000E-01	1.145E-01	2.484E-02	1.293E-01	3.057E-02	1.402E-01	3.029E-02
3.00000E-01	9.899E-02	2.663E-02	1.088E-01	2.981E-02	1.217E-01	3.276E-02
4.00000E-01	8.853E-02	2.734E-02	9.653E-02	2.994E-02	1.089E-01	3.368E-02
5.00000E-01	8.076E-02	2.749E-02	8.777E-02	2.989E-02	9.947E-02	3.390E-02
6.00000E-01	7.467E-02	2.736E-02	8.100E-02	2.964E-02	9.198E-02	3.375E-02
8.00000E-01	6.557E-02	2.671E-02	7.100E-02	2.884E-02	8.078E-02	3.295E-02
1.00000E+00	5.894E-02	2.585E-02	6.377E-02	2.787E-02	7.262E-02	3.190E-02
1.25000E+00	5.271E-02	2.470E-02	5.701E-02	2.660E-02	6.495E-02	3.049E-02
1.50000E+00	4.798E-02	2.361E-02	5.193E-02	2.542E-02	5.910E-02	2.914E-02
2.00000E+00	4.122E-02	2.173E-02	4.488E-02	2.350E-02	5.064E-02	2.677E-02
3.00000E+00	3.321E-02	1.907E-02	3.679E-02	2.102E-02	4.045E-02	2.328E-02
4.00000E+00	2.857E-02	1.733E-02	3.232E-02	1.958E-02	3.444E-02	2.091E-02
5.00000E+00	2.554E-02	1.614E-02	2.954E-02	1.869E-02	3.045E-02	1.921E-02
6.00000E+00	2.343E-02	1.528E-02	2.770E-02	1.814E-02	2.760E-02	1.794E-02
8.00000E+00	2.069E-02	1.414E-02	2.547E-02	1.753E-02	2.383E-02	1.620E-02
1.00000E+01	1.903E-02	1.345E-02	2.428E-02	1.727E-02	2.145E-02	1.506E-02
1.50000E+01	1.687E-02	1.253E-02	2.305E-02	1.711E-02	1.819E-02	1.344E-02
2.00000E+01	1.592E-02	1.211E-02	2.282E-02	1.716E-02	1.658E-02	1.260E-02

7. 용어의 정의 및 해설

가공

핵연료물질을 물리적 · 화학적 방법으로 처리하여 원자로의 연료로서 사용할 수 있는 형태로 만드는 것을 말한다.

GM계수관

가스충전형 검출기의 주된 3가지 형태 중의 하나로 가이거 검출기라고도 부른다. 밀폐형은 서베이미터 검출기로 방사선량률 측정에 주로 사용되며, 단창형은 오염조사와 방사능을 띤 시료를 계수할 때 사용된다.

감마선

광자의 형태로 핵으로부터 방출되는 높은 에너지와 짧은 파장을 지닌 전자기파 방사선이다

개인선량계

사람의 신체 외부에 피폭되는 방사선량을 측정할 수 있는 장치로서 원자력안전위원회가 정하여 고시하는 것을 말한다.

거리역자승법칙

방사선장의 세기는 선원으로부터의 거리의 역자승에 비례하여 감소한다는 방사선 방어의 기본 원리이다.

검출기

방사선과 물질과의 상호작용을 이용하여 입사하는 방사선을 전기적 펄스, 빛 등으로 관찰이 용이한 상태로 변환시키는 모든 장치. 방사선의 존재여부, 방사능, 방사선의 에너지 또는 방사선장의 세기를 결정하기 위해서 사용되는 도구이다.

계수

방사선 계측기로 주어진 시간동안 측정하여 얻어진 검출신호의 수, 즉 계수로부터 계수율이나 방사능을 산출한다.

고준위방사성폐기물

방사성폐기물 중 그 방사능 농도 및 열발생률이「원자력안전위원회의 설치 및 운영에 관한 법률」 제3조에 따른 원자력안전위원회가 정하는 값 이상인 방사성폐기물을 말하고, "중 · 저준위방사성폐기물"이란 고준위방사성폐기물 외의 방사성폐기물을 말한다.

고형화처리설비

방사성물질 등을 콘크리트 기타의 고형화 재료에 의하여 고형화하는 설비로서 분쇄장치 · 압축장치 · 혼합장치 또는 재포장장치 등을 말한다.

관계시설

원자로의 안전에 관계되는 시설로서 대통령령으로 정하는 것을 말한다.

광자

입자와 파동의 이중성을 갖는 빛을 입자라고 볼 때, 전자기파 형태로 방출되는 에너지의 흐름. 소립자의 하나로서 전하를 지니지 않고 정지질량은 0이며 $h\nu$의 에너지를 갖는다. 감마선, 엑스선이 그 예이다.

광전효과

광자와 물질간의 주된 3가지 반응 중의 하나로 광자가 궤도전자와 반응하여 광자는 사라지고 전자는 광자의 에너지를 흡수하여 원자로부터 이탈하는 현상이다.

교정

측정 도구들의 측정값이 참값에 가깝게 지시하도록 조정하는 작업이다.

국제규제물자

원자력의 연구 · 개발 및 이용에 관한 조약과 그 밖의 국제약속에 따라 보장조치의 적용대상이 되는 물자로서 총리령으로 정하는 것을 말한다.

Gy(그레이)

방사선 흡수선량의 SI단위로 표기되며 1 Gy는 1 J/kg에 해당한다. 또한 1 Gy는 100 rad와 같다.

기체증폭도

가스증폭도(률)라고도 하며 기체충전형 계수관에 입사한 방사선에 의하여 생긴 1차전자의 수와 이들 1차전자가 가속되어 기체분자를 이온화시켜 생성한 총전자수의 비를 말한다.

기체충전형 검출기

전리방사선을 측정하기 위해서 검출물질로 기체를 사용하는 검출기. 예를 들면 GM 계수관, 비례계수관 그리고 전리함이 있다.

납유리

방사선의 차폐효과를 높이기 위해 납을 함유한 유리로서 밀도가 2.5이상인 것이 많다.

내부전환

여기상태에 있는 원자핵이 기저상태로 가기 위해 감마선을 방출하는 대신 궤도전자(주로 K각 전자)를 방출하는 현상이다.

내부피폭

사람의 신체 내부에 유입되어 체내에 존재하는 방사성 핵종으로부터 방출되는 방사선에 의한 피폭을 말한다.

딸핵종

방사성 핵종 A가 붕괴하여 핵종 B로 변할 때 B를 A의 딸핵종이라 한다.

W값

전리방사선에 의하여 기체가 직접 전리되는 경우 한 개의 이온쌍을 만드는데 필요한 평균에너지의 값. 예를 들어 공기의 W값은 약 33.7 eV이다.

델타선

에너지가 큰 하전입자가 물질 속을 운동하면서 생성한 전자가 물질을 전리할 수 있는 능력을 지닐 때 이 2차전자를 델타선이라 한다.

동위원소

원자번호가 같고 질량수 다른 핵종을 서로 동위원소 또는 동위체라 한다.

동중성자원소

원자핵 중에서 중성자수가 같은 핵종을 서로 동중성자원소 또는 동중성자체라 한다.

동중원소

질량수가 같고 원자번호가 다른 핵종을 서로 동중원소 또는 동중체라 한다.

등가선량

인체의 피폭선량을 나타낼 때 흡수선량에 당해 방사선의 방사선가중치를 곱한 양을 말한다. 등가선량의 단위로 시버트(Sievert, Sv)가 사용된다.

rad(라드)

방사선의 흡수선량을 나타내는 단위로 SI단위는 그레이(Gy)가 있으며 1 Gy 100 rad와 같다.

rem(렘)

Roentgen equivalent man의 약자로 등가선량을 나타내는 단위이며 흡수선량에 입사된 방사선의 상대적 생물학적 효과(방사선가중치)를 고려한 값이다.

R(뢴트겐)

조사선량의 단위로 사용되고 전자파(감마선, 엑스선)에 의해 건조한 공기 1 kg 속에서 2.58 × 10^{-4} C의 전하가 생성되는 노출량이다. SI단위는 C/kg이다.

밀봉된 방사성동위원소

기계적인 강도가 충분하여 파손될 우려가 없고 부식되기 어려운 재료로 된 용기에 넣은 방사성동위원소로서 사용할 때에 방사선은 용기 외부로 방출하지만 방사성동위원소는 누출하지 못하도록 되어 있는 것을 말한다.

밀봉선원

충분한 열적 · 기계적 · 부식성에 대한 내구성을 지닌 캡슐에 밀봉되어 방사성물질의 누출 위험이 없도록 만든 선원이다.

밀킹

어미핵종으로부터 어미핵종과 딸핵종의 용해특성 차이를 이용하여 단수명의 딸핵종을 분리하는 방법. 이러한 목적으로 사용하기 쉽게한 장치(예를 들면 알루미늄 칼럼에 어미핵을 흡착시켜 놓는다)를 카우시스템이라 한다.

반가층

입사엑스선 강도를 반으로 줄이는데 필요한 차폐체의 두께를 말한다.

반감기

특정한 방사성 핵종의 원자수(또는 방사능)가 방사성붕괴에 의하여 처음의 반으로 줄어드는데 걸리는 시간을 말한다.

반도체검출기

반도체를 검출기로 한 일종의 고체전리함으로 재료는 Si, Ge 등이 있다.

방사능

불안정한 원자핵이 바닥상태로 가기 위해 입자 또는 전자파의 형태로 에너지를 방출하는 자연적이고 자발적인 성질 또는 그러한 성질을 갖는 방사성물질의 양을 나타내는 척도. 방사능의 단위는 베크렐(Bq)이며 1 Bq은 매초 한 개의 핵변화가 일어나는 양이다. 재래식 단위로는 큐리(Ci)가 있으며 1 Ci는 3.7×10^{10} Bq과 같다.

방사선

전자파 또는 입자선중에서 직접 또는 간접으로 공기를 전리하는 능력을 가진 것으로서 대통령령이 정하는 것이다.

방사선관리구역

외부의 방사선량율(放射線量率), 공기 중의 방사성물질의 농도 또는 방사성물질에 따라 오염된 물질의 표면의 오염도가 원자력안전위원회규칙으로 정하는 값을 초과할 우려가 있는 곳으로서 방사선의 안전관리를 위하여 사람의 출입을 관리하고 출입자에 대하여 방사선의 장해(障害)를 방지하기 위한 조치가 필요한 구역을 말한다.

방사선가중치

방사선 종류에 따른 인체영향의 상대적 차이를 설명하기 위해서 설정된 계수이다.

방사선발생장치

하전입자를 가속시켜 방사선을 발생시키는 장치로서 대통령령이 정하는 것이다.

방사선작업종사자

원자력이용시설의 운전 · 이용 또는 보전이나 방사성물질 등의 사용 · 취급 · 저장 · 보관 · 처리 · 배출 · 처분 · 운반과 그 밖의 관리 또는 오염제거 등 방사선에 피폭하거나 그 염려가 있는 업무에 종사하는 자를 말한다.

방사성동위원소

방사선을 방출하는 동위원소와 그 화합물 중에서 대통령령이 정하는 것이다.

방사성물질

방사성 핵종을 일정농도 이상 함유한 물질. 라듐과 같은 자연적인 핵종이나 인공적으로 생성된 방사성 핵종을 모두 포함한다.

방사성붕괴

방사성 핵종이 스스로 방사선을 방출하여 다른 핵종으로 변화하는 현상이다.

방사성폐기물

방사성물질 또는 그에 따라 오염된 물질로서 폐기의 대상이 되는 물질(사용후핵연료 포함)을 말한다.

방사성핵종

핵내에 불안정한 수의 양성자와 중성자를 포함하는 핵종으로서 방사성붕괴에 따라 방사선을 방출한다.

방사화분석

분석시료를 방사선으로 조사하여 핵반응 결과 생성된 인공방사성핵종의 방사능강도에 의하여 정량하는 분석이다.

방호복

신체 표면 오염의 가능성을 최소화하기 위해서 개인이 착용하는 복장이다.

배기설비

배기정화장치, 배풍기(排風機) 및 배기관 등 기체상태의 방사성물질 또는 그에 의하여 오염된 공기를 정화하거나 배출하는 설비를 말한다.

배수설비

액체상태의 방사성물질이나 그에 의하여 오염된 액체를 정화하거나 배출하는 설비로서 농축기 · 분리기 · 이온교환장치 등의 배출액처리장치 또는 저장탱크 · 희석탱크 · 여과탱크 등 배출액 정화탱크의 배수관 · 배수구 등을 말한다.

배출

방사성물질 또는 그로 인하여 오염된 물질로서 원자력이용시설에서 정상운전 중에 발생한 액체 또는 기체상태의 방사성물질 등을 위원회가 정하는 제한값 이내에서 배수시설 또는 배기시설을 통하여 계획적이고 통제된 상태에서 외부로 내보내는 것을 말한다.

백그라운드 방사선

자연환경에 존재하는 방사선으로 우주선과 천연 방사성물질로부터 방출되는 방사선이다.

Bq(베크렐)

방사능의 SI단위. 1초 동안에 1개의 원자핵이 붕괴하는 방사능(1 dps)을 1 Bq라 한다.

베타붕괴

원자핵내에서 전자 또는 양전자를 방출하거나 궤도전자를 포획하여 다른 핵종으로 변하는 방사성붕괴. 베타붕괴 시 딸핵종의 질량수는 어미핵종과 같지만 원자번호는 베타(-)붕괴할 때는 하나 증가하고 베타(+)붕괴 및 궤도전자포획 시는 하나 감소한다.

베타입자

베타붕괴에 의하여 원자핵에서 방출되는 음전자 또는 양전자를 말한다.

변환

핵연료물질을 화학적 방법으로 처리하여 가공에 적합한 형태로 만드는 것을 말한다.

보전구역

원자력이용시설의 보전을 위하여 특별한 관리가 필요한 장소를 말한다.

붕괴

불안정한 핵종의 핵이 자발적으로 하전입자와 광자를 방출하면서 분열하는 현상이다.

붕괴상수

하나의 방사성 원자가 단위시간에 붕괴할 확률. 시간의 역수에 해당하는 단위를 갖는다.

비례계수관

기체충전형검출기의 주된 3가지 형태 중의 한 종류로 전자사태현상에 의해 출력신호가 증폭된다. 일반적으로 알파선 측정에 적합하고 BF_3 비례계수관은 중성자 검출에 이용된다.

비방사능

물질의 단위질량당 방사능. 단위는 Bq/g으로 나타낸다.

비전리

전리성 입자자 물질 속을 통과할 때 경로의 단위길이당 생성하는 이온쌍의 수이다.

전자쌍생성

광자와 물질과의 3가지 주된 반응 중의 하나로서 입사광자의 모든 에너지가 흡수되면서 음전자와 양전자의 쌍이 생성되는 현상이다. 이 반응은 입사되는 감마선(광자)의 에너지가 1.022 MeV 이상이 될 때만 발생한다.

사용후핵연료 중간저장

원자로의 연료로 사용된 핵연료물질이나 그 밖의 방법으로 핵분열시킨 핵연료물질을 발생자로부터 인수하여 처리 또는 영구처분하기 전까지 일정 기간 안전하게 저장하는 것을 말한다.

사용후핵연료처리

원자로의 연료로서 사용된 핵연료물질 또는 그 밖의 방법으로 원자핵분열을 시킨 핵연료물질을 연구 또는 시험을 목적으로 취급하거나 물리적 · 화학적 방법으로 처리하여 핵연료물질과 그 밖의 물질로 분리하는 것을 말한다.

선량한도(線量限度)

외부에 피폭하는 방사선량과 내부에 피폭하는 방사선량을 합한 피폭방사선량(被曝放射線量)의 상한값으로 한다.

선량

주어진 물질의 질량 내에 흡수된 전리방사선의 양. 구체적으로는 흡수선량, 등가선량, 유효선량, 조사선량 등이 있다.

선량계

방사선량을 측정하는 측정기로 정해진 지역에 두거나 개인이 착용하여 일정기간 동안의 누적된 피폭을 측정하는 기기이다.

신틸레이션검출기

입사방사선의 에너지에 비례하여 섬광을 내는 원리를 이용한 검출기. NaI(Tl), ZnS(Ag) 등이 있다.

소멸방사선

음전자와 양전자가 결합하여 소멸할 때 방출되는 전자파방사선. 음전자와 양전자 쌍이 소멸하여 2개의 광자를 방출하며 각 광자의 에너지는 0.511 MeV이다.

소립자

물질을 구성하는 기본적인 입자의 총칭. p, n, e^-, 중간자(meson), 중성미자(neutrino), 광자 등이 있다.

수시출입자

방사선관리구역에 업무상 출입하는 사람(일시적으로 출입하는 사람은 제외)으로서 방사선작업종사자 외의 사람을 말한다.

Sv(시버트)

등가선량 또는 유효선량의 SI 단위이며 1 Sv는 1 J/kg으로 100 rem과 같다.

알파붕괴

알파입자를 방출하여 다른 핵종으로 변하는 방사성붕괴. 이때 딸핵종은 어미핵종보다 질량수는 4, 원자번호는 2만큼 감소한다.

알파입자

질량수 4, 원자번호가 2인 He원자핵과 같은 입자방사선으로 +2가의 전하를 띤다.

양성자

소립자의 일종으로 (+)전하를 띠고 있고 질량수는 1이며 p로 나타낸다.

어미핵종

방사성붕괴에 의하여 방사성핵종 A가 붕괴하여 핵종 B로 변할 때 A를 B의 어미핵종이라 한다.

에너지분해능

방사선에너지에 대한 방사선검출기의 분해능력. 통상적으로 에너지분포곡선(피크)의 반치폭으로 나타낸다.

에너지의존성

선량 또는 선량률이 같지만 방사선의 종류와 에너지에 따라 측정기의 지시치가 다른 경우가 있다. 이와 같은 에너지와 지시치와의 관계를 에너지의존성이라 한다.

엑스선

전자파의 일종으로 고속전자가 입사하여 원자의 외각전자를 튀어나오게 할 때 발생하는 단일 에너지의 특성엑스선과 원자핵의 쿨롱력에 의하여 발생하는 연속에너지의 제동엑스선이 있다.

여기

원자핵, 원자, 분자가 바닥상태보다 에너지가 높은 준위(여기상태)로 되는 현상이다.

연간섭취한도

방사선작업종사자가 1년 동안 섭취할 경우 피폭방사선량이 선량한도에 이를 것으로 보이는 방사능의 양으로서 위원회가 정하는 값을 말한다.

연쇄붕괴

하나의 방사성핵종이 안정된 핵종으로 될 때까지 다수의 붕괴를 거듭하는 과정이다.

열외중성자

열중성자보다 약간 높은 에너지(0.1 eV보다 큰 에너지)를 지닌 중성자이다.

열중성자

주변의 매질과 열평형에 있거나 거의 열평형에 가까운 상태에 있는 중성자. 상온에서 열중성자의 평균에너지는 0.025 eV, 평균속도는 2.2×10^3 m/sec이다.

열형광선량계

입사방사선에 반응한 후 열을 가하면 빛을 발생하는 물질을 이용하는 검출기로 일정기간동안의 누적선량을 측정한다.

영구처분

방사성폐기물을 회수할 의도 없이 인간의 생활권으로부터 영구히 격리하는 것을 말한다.

예탁선량

체내에 존재하는 방사성핵종으로 인하여 그 사람이 일정기간 받게 되는 내부피폭방사선량을 말한다. 예탁선량은 예탁등가선량이나 예탁유효선량으로 나타낼 수 있으며 피폭을 고려하는 기간이 사전 지정되어 있지 아니 할 경우에 일정기간은 성인에 대해서는 50년, 아동에 대해서는 70년으로 한다.

오염검사실

인체 또는 작업복 · 신발 · 보호구 등 인체에 착용하였던 물건의 표면이 방사성물질에 의하여 오염되었는지 여부를 검사하는 곳을 말한다.

오염, 방사성오염

매질이나 표면에 방사성 핵종이 혼입되어 오염되는 현상. 특히 방사성물질의 존재가 바람직하지 못한 경우를 말한다.

오제효과

여기상태에 있는 원자가 엑스선을 외부로 방출하는 대신 궤도전자를 방출하여 보다 낮은 에너지상태로 가는 현상이다.

외부방사선량률

인체 외부로부터 피폭되는 시간당방사선량(밀리시버트/시간)을 말한다.

외부피폭

사람의 신체 외부에 있는 방사선원으로부터 방출된 방사선에 의한 피폭을 말한다.

우주선

우주공간에 기원을 두고 있는 매우 높은 에너지의 입자로 이루어진 강한 투과성 전리방사선. 지표에 도달하는 우주선의 대부분은 태양에서 기원한다.

운반지수

운반물 · 덧포장 · 탱크 또는 화물컨테이너에 지정되는 등급으로서 방사선피폭에 대한 관리를 위하여 사용되는 수치를 말한다.

원자력

원자핵 변화의 과정에 있어서 원자핵으로부터 방출되는 모든 종류의 에너지를 말한다.

원자력이용시설

원자력의 연구 · 개발 · 생산 · 이용과 관련된 시설로서 대통령령으로 정하는 것을 말한다.

원자로

핵연료물질을 연료로 사용하는 장치를 말한다. 다만, 대통령령으로 정하는 것은 제외한다.

유도공기중 농도

방사선작업종사자가 1년 동안 흡입할 경우 방사능 섭취량이 연간섭취한도에 이를 것으로 보이는 공기 중의 농도로서 위원회가 정하는 값을 말한다.

유효선량

인체내 조직간 선량분포에 따른 위험 정도를 하나의 양으로 나타내기 위하여 각 조직의 등가선량에 해당 조직의 조직가중치를 곱하여 이를 모든 조직에 대해 합산한 양을 말한다. 유효선량의 단위로 Sv가 사용된다.

이온쌍

서로 반대의 전하를 지닌 두 개의 입자. 중성인 원자에서 궤도전자 하나가 분리되었을 경우 전자와 양전하를 띤 원자를 지칭하며 방사선이 물질에 입사하여 전리작용을 일으킬 때 발생한다.

이차방사선

일차방사선와 물질과의 상호작용에 의해 발생하는 방사선이다.

이차전자

입사된 하전입자와 물질과의 상호작용에 의해 발생하는 전자이다.

자발핵분열

무거운 원자핵에서 스스로 일어나는 핵분열을 말한다.

작업실

밀봉되지 아니한 방사성동위원소 또는 방사성동위원소에 의하여 오염된 물건으로서 밀봉되지 아니한 것을 사용 또는 포장하는 곳을 말한다.

재결합

전리된 원자 또는 분자가 중성상태로 되돌아가는 현상이다.

저분산성방사성물질

분말형태가 아닌 고체이거나 밀봉된 캡슐에 내장되어 있어 분산성이 제한되는 방사성물질을 말한다.

저지능

하전입자가 물질 속을 통과할 때 그 행로의 단위길이당 잃는 에너지. keV/μm 등의 단위로 나타낸다.

전리

중성분자 또는 원자가 전자를 잃거나 얻어서 이온으로 되는 현상. 이온화라고도 부른다.

전리함

일정한 체적 내에서 방사선의 전리작용으로 생긴 전하를 검출하여 방사선을 측정하는 장치이다.

전자포획

원자핵 붕괴의 한 형식으로 원자핵이 궤도전자를 포획하여 양성자 하나가 중성자로 변환되는 현상. 이 과정에서 특성엑스선이 방출된다.

정련(精練)

핵원료물질에 포함된 우라늄 또는 토륨의 비율을 높이기 위하여 물리적 · 화학적 방법으로 핵원료물질을 처리하는 것을 말한다.

제동복사선

하전입자(주로 고속전자)와 전기장과의 작용으로 하전입자가 감속하면서 발생하는 전자파. 연속적인 에너지스펙트럼을 나타낸다.

제염

방사성물질로 오염된 물질이나 표면으로부터 방사성물질을 감소시키거나 제거하는 것을 말한다.

제한구역

방사선관리구역 및 보전구역의 주변 구역으로서 그 구역 경계에서의 피폭방사선량이 위원회가 정하는 값을 초과할 우려가 있는 장소를 말한다.

조사

원자로, 가속장치, 방사선원을 이용하여 방사선을 물체에 노출시키는 것. 노출이라고도 한다.

조사선량

엑스선 또는 감마선에 의하여 공기의 단위질량당 생성된 전하량을 말한다. 조사선량의 단위로 쿨롱/킬로그램(C/kg) 또는 렌트겐(Roentgen, R)이 사용되며, 1 R은 2.58×10^{-4} C/kg과 같다.

조사선량률상수

단위방사능의 선원으로부터 단위거리에서의 조사선량률. 예를 들면 1 GBq의 선원으로부터 1 m 거리에서의 조사선량률(R/h)로 정의된다.

중성자

소립자의 일종. 전하 0, 질량수 1, 기호는 n으로 표시한다.

집단선량

다수의 사람이 피폭되는 경우에 그 집단의 개인피폭방사선량의 총합을 말한다. 집단선량의 단위로 맨 시버트(man-Sv)가 사용된다.

G값

방사선 조사에서 일어나는 물질의 화학적 변화의 양을 나타내는 수치. 물질이 100 eV의 방사선에너지를 흡수하였을 때 변화를 일으키는 수이다.

컴프턴산란

광자와 물질과의 상호작용 중의 한 과정으로 입사광자와 물질의 궤도전자와 충돌하여 광자는 더 낮은 에너지를 지닌 채 산란되고 전자가 튕겨져 나가는 현상이다.

Ci(큐리)

방사능을 나타내는 재래식 단위. 1 Ci는 1초 동안에 3.7×10^{10}회의 붕괴를 갖는 방사능을 표시한다. SI단위로는 Bq가 쓰인다.

특성엑스선

원자의 들뜸에 의해 전자궤도에 빈자리가 생긴 경우 바깥쪽의 전자가 이 빈자리를 메울 때 발생하는 엑스선으로 궤도간의 에너지 차에 해당하는 일정한 에너지를 지닌다.

특수형방사성물질

견고한 고체형 방사성물질 또는 캡슐에 넣고 봉한 방사성물질로서 위원회가 정하는 운반기준에 맞는 것을 말한다.

판독특이자

- 선량한도를 초과하여 방사선에 피폭된 사람
- 선량계의 훼손 · 분실 등으로 인하여 선량판독이 불가능하게 된 사람
- 위원회가 정하는 선량계 교체주기를 2개월 이상 지난 후 선량계를 제출한 사람

포켓선량계

박막검전기의 원리를 응용한 소형의 휴대형 직독식 선량계로 개인피폭관리용으로 사용된다.

표면방사선량률

방사성물질, 방사성물질을 내장한 용기 또는 장치, 방사선발생장치 및 방사선차폐체 등 방사선이 나오는 물체의 표면으로부터 10 cm의 거리에서 측정한 방사선량률을 말한다.

표준선원

방사선에너지나 방사능의 측정에 사용되는 에너지 또는 방사능을 이미 알고 있는 선원이다.

피폭방사선량(被曝放射線量)

사람의 신체의 외부 또는 내부에 피폭하는 방사선량을 말한다. 다만, 진료를 위하여 피폭하는 방사선량과 인위적으로 증가시키지 아니하는 자연방사선량은 제외한다. 이 경우 방사선량의 종류 및 적용기준은 원자력안전위원회가 정하여 고시한다.

필름배지

소형의 사진필름을 내장한 케이스를 일정기간동안 착용한 후 현상과정을 거친 다음 흑화도를 비교하여 개인의 피폭선량을 측정하는 개인피폭관리용 선량계를 말한다.

하전입자

전하를 띠고 있는 입자. 예를 들면 이온, 양자, 전자, 알파입자 등이 있다.

허용표면오염도

물체 또는 인체 표면의 방사성오염도로서 위원회가 정하는 허용오염도이다.

핵물질

핵연료물질 및 핵원료물질을 말한다.

핵반응

원자핵과 다른 입자(핵자, 소립자 또는 다른 원자핵)와 충돌하여 일어나는 현상을 말한다.

핵분열

핵이 적어도 두 개의 다른 조각핵으로 쪼개지면서 비교적 큰 양의 에너지를 방출하는 현상. 이러한 형태의 변환 과정에서 보통 2 ~ 3개의 중성자가 나온다.

핵분열생성물

핵분열조각과 그 붕괴생성물인 핵종을 말한다.

핵분열성물질

우라늄-233, 우라늄-235, 플루토늄-239, 플루토늄-241 또는 이들의 혼합물을 말한다. 다만, 조사(照射)되지 아니한 천연우라늄 또는 감손(減損)우라늄이나 열중성자로에서 조사된 천연우라늄 또는 감손우라늄을 제외한다.

핵연료물질

우라늄 · 토륨 등 원자력을 발생할 수 있는 물질로서 대통령령으로 정하는 것을 말한다.

핵연료주기사업

정련 · 변환 · 가공 또는 사용후핵연료처리 사업을 말한다.

핵연료집합체

원자로의 연료로 사용할 수 있는 형태를 갖춘 한 다발의 핵연료물질을 말한다.

핵원료물질

우라늄광 · 토륨광과 그 밖의 핵연료물질의 원료가 되는 물질로서 대통령령으로 정하는 것을 말한다.

핵이성체

원자번호, 질량수가 같고 에너지준위가 다른 2종 이상의 핵종이다.

핵임계안전지수

핵분열성물질이 들어 있는 운반물 · 덧포장 · 탱크 또는 화물컨테이너에 지정되는 등급으로서 운반물 · 덧포장 · 탱크 또는 화물컨테이너의 집적량을 관리하기 위하여 사용되는 수치를 말한다.

핵자

원자핵을 구성하고 있는 입자인 중성자 및 양성자를 말한다.

핵종

원자핵의 조성, 즉 양성자 및 중성자수에 의하여 결정되는 원자 또는 원자핵의 종류를 말한다.

흡수선량

모든 물질에서 단위질량당 흡수된 방사선의 에너지를 말한다. 흡수선량의 단위로 그레이(Gray, Gy)가 사용되며, 1 Gy는 1주울/킬로그램(J/kg)이다.

방사선계측학실험

2013년 7월 30일 초판발행
2020년 9월 10일 2판발행
2024년 9월 10일 2판2쇄발행

지은이 : 안봉선, 박명환, 서정민, 정동경, 황철환
펴낸이 : 이상태
펴낸곳 : 청구문화사
주 소 : (03706) 서울특별시 서대문구 성산로11길 15
전 화 : 02) 332-0541(代) FAX : 02) 337-9577
등 록 : 1990년 11월 2일 제9-247호

정가 30,000원

ISBN 978-89-5616-845-6 93510